真人操作演示

动推疗法

动推疗法

轻松解决颈肩腰腿痛

主　编　熊国星　万　飞

副主编　许振南　杨昆鹏　赵盛惠　吴　皓

编　者（以姓氏笔画为序）

万　飞　重庆医药高等专科学校

万荷天一　贵州医科大学

成撒诺　重庆医药高等专科学校

许振南　江苏省兴化市第三人民医院

李　汇　重庆市江津区中医院

杨昆鹏　重庆市綦江区中医院

吴　夏　重庆医药高等专科学校

吴　皓　中国中医科学院广安门医院

吴玉虹　重庆医药高等专科学校

吴兴华　重庆市江津区中医院

陈芬芬　重庆市江津区中医院

易文博　重庆市綦江区中医院

赵盛惠　重庆市沙坪坝区陈家桥医院

徐　泽　贵阳中医学院

黄　姗　重庆医药高等专科学校

程元辉　重庆医药高等专科学校

熊国星　重庆医药高等专科学校

薛　茜　首都医科大学附属卫生学校

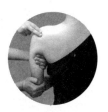

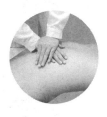

人民卫生出版社

图书在版编目（CIP）数据

动推疗法——轻松解决颈肩腰腿痛/熊国星，万飞主编.—北京：人民卫生出版社，2018

ISBN 978-7-117-27280-3

Ⅰ.①动… Ⅱ.①熊…②万… Ⅲ.①颈肩痛－推拿②腰腿痛－推拿 Ⅳ.①R274.915

中国版本图书馆 CIP 数据核字（2018）第 191754 号

人卫智网	**www.ipmph.com**	医学教育、学术、考试、健康，购书智慧智能综合服务平台
人卫官网	**www.pmph.com**	人卫官方资讯发布平台

动推疗法——轻松解决颈肩腰腿痛

主　　编：熊国星　万　飞
出版发行：人民卫生出版社（中继线 010-59780011）
地　　址：北京市朝阳区潘家园南里 19 号
邮　　编：100021
E - mail：pmph @ pmph.com
购书热线：010-59787592　010-59787584　010-65264830
印　　刷：北京画中画印刷有限公司
经　　销：新华书店
开　　本：889×1194　1/32　印张：7.5
字　　数：162 千字
版　　次：2018 年 9 月第 1 版　2020 年 1 月第 1 版第 2 次印刷
标准书号：ISBN 978-7-117-27280-3
定　　价：39.80 元

打击盗版举报电话：010-59787491　E-mail：WQ @ pmph.com
（凡属印装质量问题请与本社市场营销中心联系退换）

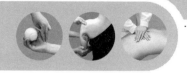

内容提要

　　这是一本关于动推疗法原理、基本手法及其在颈肩腰腿痛病症中应用的书，以大量真人操作演示图片详细地介绍了动推疗法的操作步骤、适应证、技巧和注意事项。本书分为三大部分：第一部分为动推疗法原理部分，包括基本概念、特点、中西医原理及其操作流程；第二部分为动推疗法基本手法及每一个手法的注意事项，包括脊柱动推疗法和四肢动推疗法，脊柱有颈椎、胸椎及腰椎动推疗法，四肢有肩肘腕手、髋膝踝等动推疗法；第三部分为动推疗法应用部分，包括颈椎应用、腰椎应用、肩部应用及膝部应用，分别描述了这些部位常见肌群、韧带损伤及颈椎病、腰椎间盘突出症、肩周炎、膝关节骨性关节炎等常见疾病的动推疗法如何运用。本书理论联系实际，内容丰富翔实，图文并茂，可操作性强，适合广大针灸推拿院校师生、中医临床工作者、康复治疗师、推拿爱好者学习参考。

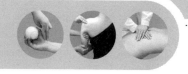

前　言

　　历经两个寒暑，历经艰辛，动推疗法一书，终于面世了。

　　20 年前，我从北京中医药大学中医骨伤专业毕业，把实习期间学来的中医手法用于颈肩腰腿痛患者的治疗，发现很多患者或效果欠佳，或需要长期做手法维持疗效，不是很满意。10 年前，当我从中国康复研究中心博士毕业时，就萌发了将康复手法与中医推拿手法相结合的想法。

　　2010 年左右，一次我在北京市朝阳区团结湖社区卫生服务中心出诊时，有位 70 多岁的女性患者来看陈旧性足踝扭伤。据她说去某三甲医院骨科看了，医生说没多大事，回去继续静养。遵医嘱一直贴膏药，有时也吃点活血止痛的药物。但几个月过去了，患者仍感觉每走一步路都有酸痛不适，生活很不方便，故来看看做理疗能不能缓解点儿。我抱着试试看的心态第一次给患者使用了动推疗法，运动踝关节的同时推拿足踝周围痛点，大概 5 分钟后，让患者下地走路，结果患者发现不痛了，而且此后几年再未发生踝关节酸痛。该患者几年后送来感谢的锦旗，在门诊常逢人就夸医生手法好。

由于动推疗法简便易学而且疗效显著,本书既适宜于没有手法基础的病患家庭使用,又适宜于中医、康复专业人士手法的提高进阶。

颈肩腰腿痛常常反复发作,对于广大病患者来说,能够自己治疗不仅节约了费用,更起到了延缓这些退行性疾病进一步加重的趋势。动推疗法特别适合用于伤病初起时,通常一两次就可以明显缓解症状。动推疗法中的按摩手法多为点、按等简单手法,普通人一看就会;参照每个手法的图片、视频,动推疗法中的运动手法也能逐步掌握。2015 年左右,我在中国康复研究中心的一位博士同学吕医生患落枕,疼痛、脖子不敢活动,严重影响工作、生活,两三天了,联系我进行了 10 分钟左右的动推疗法,当即他表示缓解了 50%,两天后痊愈。今年遇见他,说在这一次的治疗中他顺便学习了动推疗法,现在已经用于各种脊柱疾病的治疗,多数疗效满意。总体而言,动推疗法简单易学。

对于中医、康复专业人士来说,动推疗法以中西医结合的视角拓展了诊治颈肩腰腿痛的新途径。治疗颈肩腰腿痛,中医人士可以借助现代康复诊疗技术,康复医师、治疗师也有必要学习中医的一些理论和技能。本书中的动推疗法手法,专业人士借助图片、视频均可以学会。如果有适当指导,通过学习本书动推疗法在颈、肩、腰、膝的应用,专业人士不仅可以学会颈、肩、腰、腿痛动推疗法,还可以举一反三,应用于脊柱四肢的其他部分,不仅能用于治疗这些骨关节软组织疾患,如颞下颌关节炎等,也可以用于治疗部分内、外科病症,如痛经、带状疱疹后遗痛等。

在这一次的编写过程中,除了得到广大编委们的协助外,出版社的编辑们付出了大量辛苦的劳动,还得到了大量志愿者们的支持,特别是谭玉霞、许丹、张鹏娇、胡欣、李毅、李钊等同学担任书中模特,吴玉虹协助整理图片,在此一并谢过。

对于书中的不妥和错漏之处,恳请同道及广大读者批评指正,以便再版时完善或修正。

熊国星

2018 年 8 月于重庆

第 1 步

扫描下方二维码下载"约健康"APP

第 2 步

注册登录"约健康"

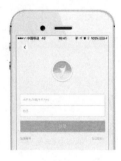

第 3 步

点击扫一扫

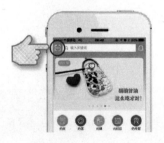

第 4 步

扫描每篇篇首二维码，观看视频

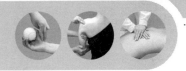

目　录

动推疗法真人操作演示

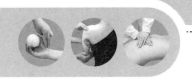

第一章
动推疗法的概述、原理及操作流程

第一节　动推疗法的定义及特点

动推疗法是一种将中医推拿与西医康复手法有机结合起来的治疗方法,运动中推拿,推拿中运动,左病右动,右病左动,近病远动,远病近动,简称动推疗法,主要用于急慢性脊柱与四肢骨关节病、软组织损伤的治疗。

操作简便易学、耗时短、疗效明显是动推疗法的三大优势。

1. 操作简便易学　动推疗法通常不需要借助工具,多是运用治疗师的手、肘、足等部位进行操作,其中的按摩手法多为点、按等简单手法,普通人一看就会。动推疗法中的运动手法要熟练掌握需要具备专业的康复知识和技能。不过,参照每个手法的图片、视频,动推疗法中的运动手法也能逐步掌握。

2. 耗时短　动推疗法一般一次 5~10 分钟即可,大大节约了患者的诊疗时间。对于脊柱、骨关节疾病来说，不管是西医康复治疗，还是中医手法治疗，通常一次治疗在 30 分钟左右才能获得满意的疗效。而动推疗法应用于手足末端时通常一次 3~5 分钟，应用于颈胸腰背部也只需要 10 分钟左右，就可以起到放松关节囊、韧带及肌肉等组织的作用，治疗时间过长可能反而引起局部皮肤肌肉酸痛。

3. 疗效明显　动推疗法特别适合用于伤病初起时，通常一次、两次就可以明显缓解。本疗法与中医推拿比较，改善活动受限更快、疗效持久；与运动治疗比较，疼痛缓解更好、受众者舒适度高，可以快速、准确、有效地治疗急、慢性脊柱疾病及四肢软组织损伤。

另外，中西医手法结合是动推疗法的主要特点。要熟练而更加有效地运用动推疗法，治疗师可能需要学习更多的中西医理论和技能，特别是经络腧穴的知识和定位，脊柱与四肢骨关节的正常功能性活动。准确的腧穴定位，有助于在点按痛点时发挥更加明显的治疗作用。而对经络走向知识的了解，有助于理解和运用近病远动、远病近动。要获得更加完全的功能恢复，需要掌握每个关节由易到难的正常功能性活动，动推疗法中的运动训练正是在这些活动中循序进行的。

第二节　为什么要在运动中推拿或推拿中运动

目前中医推拿以按、摩、推、拿等被动手法治疗为主，受众者感受舒适，但疗效常不能持久，原因可能是疼痛缓解后肌力仍较弱、容易疲劳,病情容易反复。长期推拿按摩,患者常有依赖性,这点在慢性颈肩腰腿痛领域表现尤为明显。治疗颈肩腰腿痛单纯中医推拿有其局限性,需要与西医康复训练相结合。有些中医师、治疗师为了获得明显的疗效,改善关节活动受限常用扳法或被动活动关节手法,前者较粗暴,不易掌握,后者针对性不强,疗效常不明显。

西医康复手法如关节松动技术、核心肌力训练技术、神经肌肉控制技术等对于改善关节活动受限针对性更强,缺点是一次治疗耗时长、受众者舒适感差,要获得稳定持久的疗效常常需要坚持治疗数月。康复手法疗效较慢的原因可能是多方面的,如果单纯使用悬吊等核心肌群训练,容易导致表浅肌群的紧张和痉挛,反而容易抑制深层核心稳定肌群的激活,从而延长了慢性疼痛患者的康复时间。

基于此,有必要寻求一种将两者有机结合在一起的技术,既发挥中医推拿的镇痛、舒适优势,又发挥西医康复手法改善功能障碍的优势,快速、准确、有效地治疗急、慢性脊柱及四肢软组织劳损。

推拿和运动疗法相结合,既克服了单纯推拿后功能活动改善不理想的缺点,又利于减轻功能活动时的疼痛,使疼痛在运动中缓解,功能在运动中改善,因此容易取得比较好的治疗效果。对关节粘连僵硬者,适当的被动活动有助于松解粘连,滑利关节;对局部软组织变性者,则可改善局部营养供应,促进新陈代谢,增大肌肉的伸展性,从而使变性的组织逐渐得到改善或恢复。动推疗法就是这样一种将中医推拿与西医康复手法有机结合起来的治疗方法,运动中推拿,推拿中运动,左病右动,右病左动,近病远动,远病近动。

第三节 动推疗法现代康复医学原理

动推疗法中的运动治疗主要是牵伸技术、肌力训练技术和关节松动技术,有时会用到神经肌肉控制技术等。具体应用哪种或哪几种主要根据每个患者局部及全身的病理变化进行。

一、牵伸技术

牵伸技术是在躯干或肢体的某一部位施加作用力,用于牵伸关节附近的肌肉和其他软组织(包括皮肤、韧带和关节囊等)的技术,从而达到扩大关节活动度的目的,主要适用于因组织粘连、挛缩或瘢痕导致软组织失去延展性、关节活动度受限,或中枢神经受损后肌张力增高、组织挛缩,或用于各种运动训练前后以预防骨骼肌肉系统损伤,特别适合用于减轻运动后的肌肉酸痛。牵伸技术包括自我牵伸、徒手牵伸、器械牵伸以及神经促通技术,动推疗法中一般是治疗师徒手牵伸。徒手牵伸可分为弹性牵伸和维持性牵伸,弹性牵伸是到最大牵伸时维持时间短、相对强度大的牵伸,利于组织修复和肌肉酸痛的消除;而维持性牵伸是到最大牵伸时低强度、长时间的牵伸,一次牵伸持续时间要在 30 秒左右,这样能够提高组织耐受性,利于维持在拉伸后的位置,患者更舒适,牵伸效果更好。

徒手牵伸属于被动运动技术,其操作步骤包括选择患者合适的体位,治疗师体位选择,操作者手的固定与摆放以及注意牵伸的方向。牵伸最主要的原则是将短缩的肌肉、韧带等软组织拉长,故患者的体位需要以舒适、能持久较好,治疗师体位也是以利于发挥治疗师的力量、安全为宜，而操作者的手固定患者的位置不宜跨越关节、不宜用力过猛，牵伸的方向与牵伸的组织需与纵轴平行。如肘关节牵伸，具体到肱二头肌牵伸，患者体位多为肩关节轻度外展位、肘关节伸直旋后位，以仰卧为宜，或坐位需要上肢置于治疗桌上，而如果是肘尖悬空的体位，肱二头肌牵伸时患者易疲劳、紧张。治疗师的体位以坐位为佳，站立弯腰位易损伤治疗师腰部，也不利于治疗师发力。此时治疗师固定手位于前臂近端，五指在掌侧，手心位于前臂背侧，指腹及手掌用力（指尖用力易疼痛、损伤肘部血管）。牵伸的方向一般前臂中立位，与上肢长轴平行，如果牵拉肱二头肌旋后的纤维，则牵拉方向应在旋前位沿上肢长轴平行方向牵拉（图1-1）。牵拉韧带时亦需要沿其纤维长轴牵伸，此时多需要在韧带紧张的体位牵伸。如需要牵伸膝关节外侧副韧带，需要在膝关节伸直同时内翻位下进行。

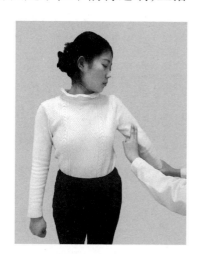

图 1-1　旋前位肱二头肌牵伸下动推疗法

二、肌力训练技术

肌力训练技术多是肌力增强训练，其原则是超量恢复，不过动推疗法中肌力训练的主要目的不是增强肌力，而是恢复神经肌肉控制。肌力训练技术是主动训练，一般在徒手牵伸技术之前进行。首先根据患者功能障碍程度,确定动推疗法手法作用区或点,多数肌肉损伤其功能障碍多是在运动弧中的某点。然后患者取舒适体位,动推疗法中尽最大努力在无痛范围内完成训练。治疗师施加阻力的手置于肢体远端,注意避免替代运动。另外,运动中需要逐渐增加运动强度或抗阻力。训练中应给予有力的语言指令,如"好""加油""不错"等,增强训练效果。每一种运动可重复 8~10 次,间隔适当休息,逐渐增加训练的次数,以患者不觉得明显疲劳为宜。

以股四头肌肌力训练为例,股四头肌分为 4 个部分,故首先要明确训练哪部分,其痛点或阿是穴在这部分肌纤维哪个区域,活动到哪个位置时疼痛或紧张最明显。如果是股内侧肌,痛点或阿是穴多位于髌骨内侧或股骨粗线内侧唇或两者之间的肌腹上,由屈小腿到伸小腿的过程中需要注意起始位小腿应略内旋、而终末位应外旋,即沿着股内侧肌的力线抗阻力运动。虽然都是沿力线方向操作,但肌力训练与牵伸技术的方向正好相反,前者沿力线做向心运动,后者是分离运动。股四头肌肌力训练比较舒适且代偿较小的体位是侧卧伸直位,髋关节伸直。治疗师坐位,施加阻力的手位于小腿前方(图 1-2)。股四头肌伸小腿训练时经常利用髂腰肌、腹肌代偿,坐位时明显,卧位时影响较小,患者仰卧,髋关节伸直位时,治疗师可利用治疗手的肘

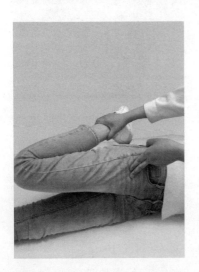

图 1-2 侧卧位股四头肌抗阻力动推疗法

关节控制髋关节活动来减少替代活动。

三、关节松动技术

关节松动技术是治疗师在关节活动可动范围内完成的一种针对性很强的手法操作技术,属被动运动范畴,在应用时常选择关节的附属运动作为治疗手段。附属运动不同于生理运动,是维持关节正常活动不可缺少的一种运动,在自身及其周围组织允许的解剖范围内完成的运动。生理运动是主动完成的,而附属运动一般不能主动完成,需要其他人或对侧肢体帮助才能完成,如关节分离、髌骨的侧方移动等。任何一个关节都存在着附属运动,当关节因疼痛、僵硬而限制活动时,其生理及附属运动均受到限制。在生理运动恢复后,如果关节仍有疼痛或僵硬,可能是因为附属运动尚未完全恢复正常。关节松动技术通常在改善生理运动之前,先改善附属运动,而附属运动的改善,又反过来可以促进生理运动的改善。

在有关节活动受限时,动推疗法中常用关节松动技术,特别是肩关节松动技术、髌骨松动技术及脊柱松动技术比较常用。肩关节松动技术包括分离牵引、长轴牵引、上下滑动、外展向足侧滑动、前后向滑动、后前向滑动、外展摆动、水平内收摆动、后向前转动、内旋摆动、外旋摆动、侧方滑动、肩胛胸壁关节松动等,分别进行盂肱关节的前屈、后伸、内收、外展、内旋、外旋等多个方向的松动,还包括关节挤压与拔伸松动,以及肩周关节的松动。

动推疗法要一次性同时实施运动和推拿,有些可以独立完成,但常常需要助手的帮助。动推疗法中进行关节松动前,需要评估该松动中会有哪些痛点或区域。如分离牵引,痛点

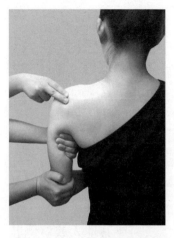

图 1-3 肩关节松动下动推疗法

或阿是穴多位于肱骨小结节、喙突或盂上结节等处。操作时患者侧卧上肢休息位,肩外展 50° 并内旋,然后放松。治疗师外侧手托住上臂远端及肘部,内侧手四指放在腋窝下肱骨头内侧,拇指放在腋前。内侧手向外侧水平推肱骨实现分离牵引,持续推肱骨约 10 秒,同时拇指或其余四指按压位于肱骨小结节、喙突或盂上结节等处的痛点(图 1-3)。而像内、外旋摆动,关节松动时两只手都不在肩关节附近,此时必有助手进行松动或按压肩关节附近与内、外旋有关的痛点,如肱骨大结节、小结节,肩外展 90°,屈肘 90°,前臂旋前,治疗师一手固定肘窝部,另一手将前臂沿床面运动,使肩内旋。

第四节 动推疗法中医原理及技法

一、整体观

整体观是中医学关于如何看待人及其健康和疾病的一个基本观点。认为人体是一个有机的整体,构成人体的各个组成部分之间,在结构上是不可分割的,在功能上是相互协调、相互为用的,在病理上是相互影响的。同时认为,人类生活在自然界中,人体的生理功能和病理变化,不断地受自然界的影响,人类在能动地改造和适应自然的斗争中,维持着机体的正常生命活动。

人体由五脏六腑、四肢百骸、五官九窍、皮肉筋脉骨等组成,它们各有独特的生理功能。通过经络的联系作用,这些功能相互配合、相互协调,从而将人体形成一个有机的整体。经络是运行全身气血津液、联络脏腑形体官窍、沟通上下内外、感应传导信息的通路系统。如《灵枢·经脉》所言"经脉十二者,伏行分肉之间,深而不见……诸脉之浮而常见者,皆络脉也",经络如网络状遍布全身,联系身体的各部分。如《灵枢·经别》所载:"夫十二经脉者,人之所以生,病之所以成,人之所以治,病之所以起,学之所始,工之所止也,粗之所易,上之所难也。"又如《灵枢·经脉》所言"经脉者,所以能决死生,处百病,调虚实,不可不通"。当某一经某部位有疾患时,不仅这条经脉上下可相互影响,还可以影响相应的络脉、经别、相表里的经脉等,故要善于运用经络理论指导中医实践,在进行手法治疗时要有整体观念,避免"头痛医头,脚痛医脚"。

尽管骨关节软组织疾患局部表现明显,一般有撕裂、卡压、骨错缝、筋出槽等病理表现,常常选用局部阿是穴治疗,但要恢复原有的平衡,动推疗法运用时也需要整体考虑,需要对远近端、甚至对侧进行处理,以重新达到新的平衡。通过经络调整或刺激,沟通表里上下,调整脏腑器官相互间的功能;或通行气血,濡养脏腑组织;更多的是通过感应传导,通过远近位刺激来调节人体的功能活动,使病灶局部保持协调、平衡。

正是在这样的整体观念指导下,中医治疗骨关节软组织疾患常常治疗患病的远端。如治疗腰痛时,不仅将腰痛诊断分为六经辨证,治疗时还多是取远端腿部穴位,充分发挥了近病远取的法则。几千年前的古籍中早有类似记载,如《素问·刺腰痛》曰："足太阳脉令人腰痛,引项脊尻背如重状,刺其郄中。太阳正经出血,春无见血。少阳令人腰痛,如以针刺其皮中,循循然不可以俯仰,不可以顾。刺少阳成骨之端出血,成骨在膝外廉之骨独起者,夏无出血。阳明令人腰痛,不可以顾,顾如有见者,善悲。刺阳明于䯒前三痏,上下和之出血,秋无见血。足少阴令人腰痛,痛引脊内廉。刺少阴于内踝上二痏。春无见血,出血太多,不可复也。厥阴之脉,令人腰痛,腰中如张弓弩弦。刺厥阴之脉,在腨踵鱼腹之外,循之累累然,乃刺之。其病令人善言,默默然不慧,刺之三痏。"

Paterno(2010)等研究证实,膝关节损伤如前交叉韧带损伤、髌股关节疼痛、膝关节骨性关节炎、内侧副韧带损伤及半月板损伤等均存在膝关节冠状面生物力学改变。近年来大量研究表明,踝和髋的功能异常能够引发膝关节冠状面生物力学改变而导致膝关节损伤,其中踝背屈受限和髋内收肌过度紧张被认为是导致膝关节损伤的独立风险因素。因此,纠正髋和踝的功能异常从而改善膝关节的生物力学关系,可能是防治膝关节损伤的关键,也是中医整体观的有效实践。

临床中以"肩痛"作为主诉就诊的病人当中,除了应考虑到肩周炎引起的肩痛、胆囊炎反射性引起的肩痛、心脏病引起的放射性肩痛外,同时还应从解剖相邻、病理相关等整体上加以考虑,有些肩痛病人可能是由颈椎或胸椎病变引起的,有些可能是由于肺部感染或肺部脓肿、肿瘤转移引起的,有些可能合并有血糖高等。因此,在诊断以"肩痛"为主诉的病人时,不妨引入整体观念来指导临床诊断,这样才能有针对性地询问病史,有针对性地进行体格检查,有针对性地借助于辅助检查,只有如此才会尽量减少误诊、漏诊的发生。

又如颈椎尤其是颈椎下段的病变就应考虑是否伴有胸

椎尤其是上胸段的病变,腰痛病人除了考虑腰椎本身及腰骶关节的病变外,还应考虑骶髂关节是否存在错位与炎症等,应把整个脊柱与骨盆,甚至与髋关节当作一个统一的相互联系的整体来考虑,这样才能提高诊断的准确性与全面性。中医整体观念认为,人体是一个有机的整体,同时脊柱也是一个整体,这与现代生物力学脊柱平衡的认识相吻合。颈曲与腰曲方向一致,联系紧密,腰曲加大,颈曲也随之加大,腰曲变直,颈曲也反弓,腰骶角紊乱,寰枢关节也错缝。现代脊椎矫正学认识到脊柱的两个关键部位寰枢椎和骶尾部起着至关重要的作用,它们的任何移位,都会引起整条脊椎代偿性地适应上下两端的力学变化。

与这些类似,动推疗法治疗腰痛时,不仅常常需要手法按揉腿部及颈胸,也常常需要近病远动、远病近动、左病右动、右病左动。腰痛时手法治疗腿部,有的是因为腰椎间盘突出症胫神经受压故刺激膀胱经,有的是腓总神经受影响故治疗小腿外侧的胆经,还有的是大腿内侧的股神经、小腿内侧的隐神经,对应的是下肢三阴经。而颈胸部的手法治疗,一方面反映了脊柱骨关节软组织是一个整体,一部分有问题需要调整其他相应的部分,另一方面所处理的部位仍然是腰背部督脉、膀胱经的延长线上。腰部有问题了手法治疗腰部,同时需要活动腿部或颈胸部,也是通过远近端组织或经络的调整来加强腰部经络的快速恢复。腰部一侧病灶处理时,同时活动另一侧的下肢(抬小腿或整个下肢),像这样的处理都反映了人体作为一个整体不仅同一侧上下之间有密切联系,而且两侧之间也在不断地协调统一。从现代医学看,其实是一侧下肢主动活动时,需要另一侧腰背、臀腿部肌肉来拮抗以维持稳定或平衡,故治疗一侧腰痛时,不同于单纯推拿治疗的患者休息位,动推疗法可以通过活动另一侧肢体来加强腰部不同肌肉等结构的强化治疗,自然疗效容易更佳。

二、动推疗法中常用中医手法

动推疗法由于是在活动中进行手法按摩,复杂的按摩手法常常不易执行,活动性大的手法常常刺激性过大也不宜采取。一般使用捋顺、按、点,辅以擦、揉。在动推疗法时进行擦法或揉法,较单纯按摩手法患者感受到的疼痛强度要大些,有时患者难以耐受故宜少用。而相对静止性的手法如按法、点法,配合运动时产生软组织酸胀感较不运动时也有所加强,传导感范围也有明显增大。点按手法更适合手法操作手下有痛点或"疙瘩"时,而捋顺和推法适合有条索感时。

1. 按法　用手指或手掌面或身体其他部位着力于体表某一部位或穴位上,逐渐用力下压,按而留之的方法称为按法。在临床上有指按法和掌按法之分。用拇指指面或以指端按压体表的手法,称为指按法。当单手指力不足时,可用另一手拇指重叠辅以按压。在临床上常与揉法结合使用。手法要领:按压力的方向要垂直向下。用力要由轻到重,稳而持续,使刺激感觉充分达到机体深部组织。切忌用迅猛的暴力。按法结束时,不宜突然放松,应逐渐递减按压的力量。

用掌根或全掌着力按压体表的方法,称为掌按法。掌按法可单掌亦可双掌交叉重叠按压,同样也可与揉法相结合使用。手法要领:按压后要稍作片刻停留,再做第二次重复按压。为增加按压力量,在施术时可将双肘关节伸直,身体略前倾,借助部分体重向下按压。适用部位:腰背部、腹部等体表面积大而又较为平坦的部位。

2. 点法　用指端或屈曲的关节突起部分为力点,按压于某一治疗点上,称为点法。它由按法演化而成,可属于按法的范畴,具有力点集中,刺激性强等特点,有拇指端点法、屈拇指点法和屈示指点法三种。拇指端点法:用手握空拳,拇指伸直并紧贴于示指中节的桡侧面,以拇指端为力点压于治疗部位。屈拇指点法:是以手握拳,拇指屈曲抵住示指中节的桡侧面,以拇指指间关节桡侧为力点压于治疗部位。屈示指点法:是以手握拳并突出示指,用示指近节指间关节为力点压于治疗部位。适用部位:全身各部位,尤适用于四肢远端小关节的压痛点。

3. 推法　用拇指、手掌、拳面以及肘尖紧贴治疗部位,运用适当的压力,进行单方向直线移动的手法称为推法,有疏通经络、行气消瘀等功效。根据用力部位用指推称指推法,用掌推称掌推法,用肘推称肘推法,又常分为平推法、直推法、旋推法、分推法、一指禅推法等。肩及上肢放松,着力部位要紧贴体表的治疗部位。操作向下的压力要适中、均匀。压力过重,易引起皮肤折叠而破损。用力深沉平稳,呈直线移动,不可歪斜。推进的速度宜缓慢均匀,每分钟50次左右。临床应用时,常在施术部位涂抹少许介质,使皮肤有一定的润滑度,利于手法操作,防止破损。一般拇指平推法适用于肩背部、胸腹部、腰臀部及四肢部。掌推法适用于面积较大的部位,如腰背部、胸腹部及大腿部等。拳推法刺激较强,适用于腰背部及四肢部的劳损,宿伤及风湿痹痛而感觉较为迟钝的患者。肘推法刺激最强,适用于腰背脊柱两侧华佗夹脊及两下肢大腿后侧,常用于体型壮实、肌肉丰厚以及脊柱强直或感觉迟钝的患者。

不管是用哪种手法,要符合手法的基本要求,即持久、有力、均匀、柔和、深透。**持久**:指一个手法要坚持一段时间,不是三两下;还指在一定时间内手法动作不变形、不走样,变形、走样不仅作用力分散,还容易损伤操作者自身。**有力**:指要有一定的力量,没有力量无法作用到深层;当然有力指的是一种技巧力而非暴力,暴力容易造成损伤;还要因人而异,根据年龄、体格,因部位而异,因病情而定,耐受不了的、年龄大的或瘦弱的轻些,而体壮的、经常按摩的、厚实的部位重些。**均匀**:指的是自然,操作要有节奏而连续,速度不能时快时慢,这样患者舒适度较高。**柔和**:指轻而不浮,重而不滞,浮则着力不深、没有感觉,滞则容易造成皮肤及皮下损伤,按摩后局部 3 天内易触之疼痛;柔和也指用力不可生硬粗暴或用蛮力。**深透**:是按摩最主要的原则,要求手法不仅作用于体表,还应使手法的作用到达深部组织,这样才能达到治疗目的。

第五节　动推疗法的操作流程

动推疗法的操作流程包括设备准备、诊查(或评估)、体位摆放、推拿、动推疗法、再推拿 6 个阶段。

动推疗法中用到的主要设备是诊疗床及实施手法的设备。

诊疗床一般是按摩床或 PT 床。诊疗床的高度最好可以调节,以便不同身高的操作者可以借力省力以及方便活动困难的患者转移上床。不过,由于动推疗法经常需要在推拿中活动肢体或躯干,导致床腿连接处容易松动而出现安全隐患,故诊疗床材质及性能的基本要求是结实耐用。

实施手法通常是操作者的手、肘、足或身体其他部位,也可以是网球等按摩器械。前者的优点是方便、随时随地可以进行操作,而且可以根据作用部位的大小匹配不同的施力部位,缺点是长期操作,治疗师容易骨关节软组织劳损,施术部位坚硬,如手指、肘尖、足底施力尖锐容易导致患者皮肤损伤。治疗师手指指甲、足趾趾甲注意及时修剪、打磨,避免按摩时刺痛、损伤患者皮肤。更换患者操作时也应注意洗手、消毒施术部位,避免交叉感染。手法按摩经常有患者施术当日或次日按摩部位疼痛,严重者持续1周以上的现象,网球等按摩器械材质柔软可以较大程度地避免类似皮肤及皮下损伤。治疗师使用按摩球也大大减少了自身手指等小关节的劳损。不过人体结构形态各异,如肘、膝、踝等,要准备大小不同的按摩球才便于在这些部位发力。另外,器械操作不如治疗师自身肢体操作方便,按摩球等器械较难作用到施术部位较深的部位,如脊柱小关节。按摩球等器械也应注意交叉感染,一般可以用纱布或棉布包裹球体进行操作,每天定期清洗布料以保持器械清洁。

动推疗法实施前的诊查或评估极其重要,首次评估常常耗时30分钟以上。X线、CT、MRI及其他现代检查手段,有助于判断疾病严重程度及预后,可以帮助判断脊柱序列不整的节段位置,但是常常不能准确反映患者当前功能障碍的全部,包括病变节段、深浅以及范围等。如脊柱侧弯,如果骨质增生已经连接起邻近椎骨,以至于椎骨间重新变得相对稳定,常常在病变节段没有症状和体征。T_{12}、L_1的陈旧性压缩性骨折常常在体检时才被发现,也表明了一些X线明显征象并不能准确反映当前的临床表现。有证据表明,健康成人腰部MRI例行检查,30%以上的人有椎间盘突出存在。故动推疗法实施手法前的康复评估主要是施治治疗师的手摸心会,X 线、CT、MRI 及其他现代检查手段仅作为参考,有助于判断脊柱序列不整的节段位置或疼挛 / 粘连 / 挛缩的软组织节点。除触诊外,动推疗法实施的部位是脊柱及四肢,对于这些部位的评估要根据骨科四诊——望、触、动、量综合来判断。

体位摆放包括设备摆放、操作者体位及患者体位 3 个方面。

动推疗法操作室除了诊疗床及手法设备以外,有时会配合使用牵引床、红外线、半导体激光等理疗设备。动推疗法除了在诊疗床上操作以外,经常需要患者下地在坐、站、蹲、走时操作,故配合使用的物理治疗如果是大型设备(如牵引床),需放置于房间周边以免影响动推疗法操作;如果是小型设备(如中频治疗仪或艾灸盒等中医治疗仪器),可以放置于移动车上靠近诊疗床床边,便于操作者就近使用即可,减少患者移动及治疗师来回准备的不便。

推拿疗法时操作者通常是坐位、站位或弯腰操作,动推疗法多数情况下也取类似体位。不过动推疗法中操作者体位还有一些其他姿势,经常会有蹲、单腿站立等体位,其基本要领还是借力省力、保护操作者自身安全。康复治疗师、按摩师往往会长时间保持一个姿势工作,导致脊柱椎骨、小关节、韧带、肌肉及椎间盘过度负荷。如长时期坐位、久站、弯腰或从弯腰位到直立位手持重物、抬物等,均可使颈、腰部长期处于高张力状态,久而久之轻则导致颈椎病、腰肌劳损,重则导致椎间盘突出症,甚至腰椎压缩性骨折。按摩师长期用手指操作,容易患屈指肌腱腱鞘炎、桡骨茎突腱鞘炎,肩、肘、膝关节部位也可出现急、慢性劳损。分析操作者自身损伤的原因可以发现,除了早期是由于操作者自身不熟练、技术不规范导致骨关节损伤的原因以外,长时间保持一个姿势操作的负荷是操作者职业病的主要原因。

　　动推疗法一个患者操作时间较短,常常只有5~10分钟,操作中除了患者经常改变体位以外,治疗师也经常改变体位,所以可以大大减少职业病的发生概率。当然,在治疗师处于每一种体位操作时,仍要注意基本的操作规范,减少职业病发生的可能。在康复治疗师、按摩师学习阶段要强化职业病防治的观念,尽量减少出现损伤后才进行康复二级预防,如尽量减少手指、脚趾等小关节的操作,多用肘、膝等大关节操作。平时坚持体育锻炼,每天治疗前先牵伸、活动自身关节,间歇时亦有必要牵伸疲劳或紧张的肌群。一段时间不操作,恢复工作早期更容易出现骨关节损伤,更需注意劳逸结合、循序渐进。坐位或站位足部操作于脊柱、臀腿部时,操作者腰部常处于前屈位,易损伤自身腰椎间盘,故操作前首先要保持自身姿势稳定,最好腿部处于有支撑的平面上,以便用力操作时保护自身椎间盘处于稳定状态。少使用爆发力,用力时注意配合呼吸,勿屏息用力。

　　与普通按摩患者通常保持一个姿势(如坐位或俯卧位)不同,动推疗法患者不仅体位多样,而且一次操作经常改变体位。动推疗法患者的体位摆放主要根据治疗的需要、施术部位要充分暴露以及患者的舒适度。首先是治疗的需要,动推疗法在做功能适应性训练时,需要在卧、坐、站、蹲、走等不同的体位下进行,一般推进顺序为先易后难。其次是尽量让施术部位暴露出来,以便于操作者力量渗透进去。如俯卧位颈椎治疗时,项背部容易堆积在一起,推拿按摩不易发力,俯卧位在胸前垫枕可以让项背部伸长,暴露出更多内部结构。动推疗法的患者体位摆放还要同时兼顾患者的舒适度。一般动推疗法作用时间仅有 5~10 分钟,不像按摩、康复动辄要保持一种体位 30 分钟之久,避免了起立时体位性低血压等不良反应,但如果在不稳定的体位下操作,患者容易有肌肉紧张感或出现操作者作用力不能渗透进去的现象。如蹲位或单腿站立位治疗脊柱、下肢疾患时,需要先进行相对安全的两手有支撑或扶手时闭链运动下的动推疗法,能胜任后再进行没有支撑的开链运动下的动推疗法。

动推疗法中推拿手法以简易手法为主,如捋顺、按、点,辅以滚、揉。在动推疗法时进行滚法或揉法,较单纯按摩手法患者感受到的疼痛强度要大些,有时患者难以耐受故宜少应用。而相对静止性的手法如按法、点法,配合运动时产生软组织酸胀感较不运动时也有所加强,传导感范围也有明显增大。点按手法更适合手法操作手下有痛点或"疙瘩"时,而捋顺和推法适合有条索感时。

动推疗法中推拿是在运动中进行的,推拿手法简易,但运动形式多样、变化多端,经常同样疾病运动的体位、部位、形式以及强度各不相同。首先,运用中医整体观念指导患者在动推疗法中运动,左病右动,右病左动,远病近动,近病远动。推拿的同时要求患者配合运动,如俯卧颈椎推拿时,足踝抬起做膝关节屈伸运动,左侧推拿时,右侧下肢运动;推拿手指时,肘关节运动。治疗师方便操作时,辅助手帮助患者做被动活动,以缓解患者疲劳。其次,运动主要根据每个患者局部及全身的病理变化进行。如关节活动受限,则进行关节被动松动运动;短缩则进行被动牵伸运动;肌肉痛则进行主动肌力增强运动等。再如腰椎间盘突出症有时与颈椎、胸椎及髋膝关节病症联系在一起,运动训练时需要整体考虑。另外,同样的运动训练需要循序渐进。如骨关节软组织损伤急性期,各种训练及手法按摩宜轻柔,待耐受后再增加强度。最后,运动康复进展到一定阶段,要进行生活适应性训练,在不同的体位下逐渐加强训练强度。如膝关节骨性关节炎早期仰卧位股四头肌抗阻力运动安全有效,逐渐过渡到俯卧后伸抗阻力运动,这样的训练患者在床上可以感受到股四头肌酸痛、无力明显缓解,但平地行走、上下楼梯时症状常并无缓解,故需要在行走、上下楼梯时进行股四头肌动推疗法。总体来说,推拿中不忘运动训练,此时,运动每个部位以 3~5 下为宜,可来回往复。

动推疗法的结束阶段对患部周围及运动过的肢体施以按揉放松手法 1 分钟左右,以减少因手法粗暴或训练过力造成的不适及便于患者获得较高的满足感。结束阶段有些病症还需要配合相应的物理因子治疗来加强疗效,如急性骨关节软组织损伤、慢性滑囊炎等单纯动推疗法疗效有限,要获得快速有效的效果需要配合半导体激光或超声波治疗等。

具体实施方式:

1. 设备准备 包括诊疗床及实施手法的设备准备,主要从方便操作和安全角度考虑。

2. 诊查(或评估) 主要根据手摸心会,或结合 x 线、CT 及其他现代检查手段,判断脊柱序列不整的节段位置或痉挛 / 粘连 / 挛缩的软组织节点。

3. 体位摆放 包括设备摆放、操作者体位及患者体位 3 个方面,主要从方便操作和安全角度考虑。

4. 推拿 借助治疗师身体如指、掌、肘或足,或者其他工具(如网球)对上述位置进行推拿,推拿以捋顺为主,辅以捻、揉。

5. 动推疗法 首先运用中医整体观念,推拿的同时要求患者配合运动,如俯卧颈椎推拿时,足踝抬起做膝关节屈伸运动,左侧推拿时,右侧下肢运动;推拿手指时,肘关节运动。治疗师方便操作时,辅助手帮助患者做被动活动,以缓解患者疲劳。偏歪或紧张的节点有所缓解2~3分钟后进行局部运动,此时根据其病理变化进行运动,如关节活动受限进行关节被动松动运动、肌肉痛进行肌力增强运动、短缩则进行牵伸运动等,运动中不忘患部的推拿整理,此时运动以3~5下为宜。

6. 再推拿　结束时对患部周围及运动过的肢体施以按揉放松手法1分钟左右。

整个过程5~10分钟,脊柱操作时间略长,四肢操作时间要短。操作根据需要在患者站位、坐位、卧位、行走时完成,完成后可配合理疗进一步提高患者的舒适感。

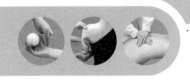

第二章
颈椎动推疗法

第一节　颈椎前部动推疗法

一、颈椎前部抗阻力动推疗法

患者体位：坐位。

治疗师位置：站立于患者背后。

起始姿势：患者端坐位，两手臂自然下垂于身体两侧，治疗师右手置于患者前额部（图2-1A）。

操作手法：患者主动低头用力前屈颈部，用力由小到大。治疗师右手在前额部施予阻力的同时，左手示指、中指按揉颈前及外侧疼痛部位，力度由小到大，按揉3~5次，以指下条索感减轻或消失为宜（图2-1B）。

适应证：落枕，颈前及外侧急性扭伤或慢性劳损、颈椎病，如慢性劳损需要配合颈前部牵伸下动推疗法等。

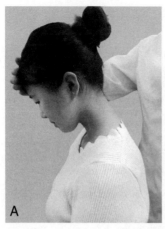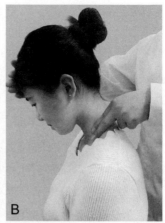

图 2-1 颈椎前部抗阻力动推疗法

A. 颈椎前部抗阻力起始位；B. 颈椎前部抗阻力动推疗法

注意事项：

1. 本手法治疗师左手按压的部位可为表浅肌肉，如胸锁乳突肌、舌骨上下肌群或深层的斜角肌、头长肌和颈长肌等。如果治疗师能精确判断是哪块肌肉引起的疼痛，则根据其肌肉解剖结构按相应肌的起止点或肌腹，并根据其对应肌肉深浅把握力度。

2. 鉴于颈前部问题经常影响胸前及肩活动，治疗师需要对这些相关部位进行手法治疗，以防止颈部不适对胸前及肩关节活动产生连带的不良影响。

3. 本手法中为患者主动抗阻运动，每次操作需要患者和治疗师密切配合，治疗师操作时注意勿用力过猛，或用力过小。

4. 患者主动活动用力由小到大，速率根据治疗师指令而定，一般 3~5 次。

5. 治疗师手指按压不宜暴力或次数过多,避免术后肿胀。

二、颈椎前部牵伸动推疗法

患者体位:坐位。

治疗师位置:站立于患者后侧偏外。

起始姿势:患者自然坐,头部保持直立,治疗师右手扶于患者前额。治疗师右手推拉患者头向后伸,尽量达到最大角度(图 2-2A)。

操作手法:治疗师右手推拉患者头向后伸,尽量达到最大角度,同时左手示指、中指按揉颈前疼痛部位,力度由小到大,按揉 3~5 次,以指下条索感减轻或消失为宜(图 2-2B)。

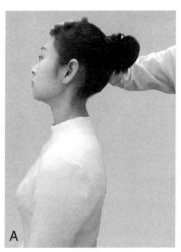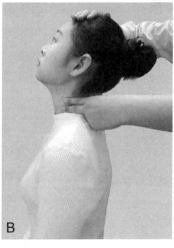

图 2-2 颈椎前部牵伸动推疗法

A. 颈椎前部牵伸起始位;B. 颈椎前部牵伸下动推疗法

适应证：落枕,颈前及外侧急性扭伤或慢性劳损、颈椎病。

注意事项：

1. 治疗师左手按压的肌肉可为表浅肌肉,如颈阔肌、胸锁乳突肌、舌骨上下肌群或深层的斜角肌、头长肌和颈长肌等,故牵伸下动推疗法治疗师右手对右颈部活动除后伸外,需根据不同功能的肌束同时进行颈部旋转等活动,如左侧胸锁乳突肌损伤,在后伸同时,右侧旋转时按压左侧胸锁乳突肌。按压的痛点也根据不同的肌束而定。

2. 鉴于颈前部问题经常影响胸前及肩活动,治疗师需要对这些相关部位进行手法治疗,以防止颈部不适对胸前及肩关节活动产生连带的不良影响。

3. 颈前及内侧的功能性活动包括低头视物、颈部旋转视物等动作,在卧位、坐位或站立等位置也不相同,故需要在这些活动下进行动推疗法。

4. 本手法中为患者被动活动,不需要患者配合,患者勿紧张,注意放松就好。

5. 治疗师左手按压轻重交替进行,需要注意与右手用力配合进行。

6. 治疗师左侧手指按压不宜暴力或次数过多,避免术后肿胀。

三、颈椎前部功能位动推疗法

患者体位：仰卧位,头部悬空。

治疗师位置：坐于患者头侧。

起始姿势：患者头部悬空,保持颈部后伸 30° 左右,以便抗重力颈向前屈(图 2-3A)。

操作手法:患者主动用力向前屈颈,屈曲的角度由小到大,尽量达到最大角度。治疗师右手在前额部施予阻力,同时左手示指、中指按揉颈前及外侧疼痛部位,力度由小到大,按揉 3~5 次,以指下条索感减轻或消失为宜(图 2-3B)。

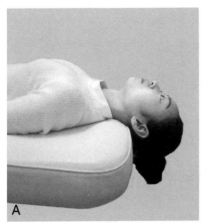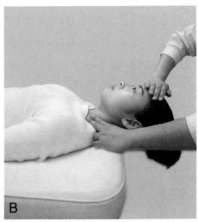

图 2-3　颈椎前部功能位动推疗法

A.颈椎前部功能位起始位;B.颈椎前部功能位动推疗法

适应证:本手法适用于落枕,颈肩综合征,肩前及内侧急性扭伤或慢性劳损,慢性劳损需要配合颈部前屈位抗阻力和牵伸位动推疗法等。

注意事项:

1. 治疗师左手按压的肌肉有胸锁乳突肌、斜角肌等,故患者右颈部活动除屈曲外,需根据不同功能的肌束同时进行颈部旋转等活动,如胸锁乳突肌。按压的痛点也根据不同的肌束而定。

2. 鉴于颈部问题经常影响肩及前臂活动,治疗师需要对这些相关部位进行手法治疗,以防止颈部不适对肩关节及前臂活动产生连带的不良影响。

3. 颈前及内侧的功能性活动包括低头视物、颈部旋转视物等动作,在卧位、坐位或站立等位置也不相同,故需要在这些活动下进行动推疗法。

4. 本手法中为患者主动抗阻运动,每次操作需要患者和治疗师密切配合,治疗师操作时注意勿用力过猛,或用力过小。

5. 患者主动活动用力由小到大,速率根据治疗师指令而定,一般3~5次。

6. 治疗师手指按压不宜暴力或次数过多,避免术后肿胀。

第二节　颈椎后部动推疗法

一、颈椎后部抗阻力动推疗法

患者体位:坐位。

治疗师位置:站立于患者后侧。

起始姿势:患者坐位,头部保持直立。治疗师右手扶于患者头部后方(图 2-4A)。

操作手法:患者主动用力向后伸颈,后伸的角度由小到大,治疗师右手扶住患者头顶部,对头部施加阻力,同时左手示指、中指按揉颈后疼痛部位,力度由小到大,按揉3~5次,以指下条索感减轻或消失为宜(图 2-4B)。

适应证:本手法适用于落枕,颈肩综合征,肩外及后侧急性扭伤或长期伏案工作产生慢性劳损等患者,慢性劳损需要

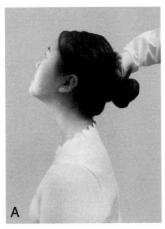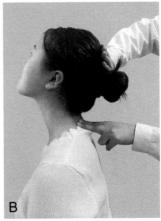

图 2-4　颈椎后部抗阻力动推疗法

A. 颈椎后部抗阻力动推疗法起始位；B. 颈椎后部抗阻力动推疗法

配合颈部后部牵伸和后伸功能位动推疗法等。

注意事项：

1. 治疗师左手按压颈部后外侧颈夹肌、竖脊肌、斜方肌、菱形肌等肌肉的痛点，按压位置各有不同。颈部后外侧肌束活动除司颈部后伸外，还有旋转颈部的作用，治疗这些肌束可在颈部后伸同时进行颈部旋转等活动，如斜方肌。

2. 鉴于颈部问题经常影响肩及前臂活动，治疗师需要对这些相关部位进行手法治疗，以防止颈部不适对肩关节及前臂活动产生连带的不良影响。

3. 颈后及外侧的功能性活动包括颈部旋转视物、后伸仰头视物等动作，在卧位、坐位或站立等位置也不相同，故需要在这些活动下进行动推疗法。

4. 本手法中为患者主动抗阻运动，每次操作需要患者和治疗师密切配合，治疗师操作时注意勿用力过猛，或用力过小。

5. 患者主动活动用力由小到大,速率根据治疗师指令而定,一般 3~5 次。

6. 治疗师手指按压不宜暴力或次数过多,避免术后肿胀。

二、颈椎后部牵伸下动推疗法

患者体位:坐位。

治疗师位置:站立于患者后侧。

起始姿势:患者坐位,头部、胸背保持直立,治疗师右手置于患者后枕部并施以牵伸力(图 2-5A)。

操作手法:治疗师右手置于患者枕部,用力将患者的颈部向前屈曲牵伸,同时左手示指、中指按揉颈后脊柱旁疼痛部位,力度由小到大,按揉 3~5 次,以指下条索感减轻或消失为宜(图 2-5B)。

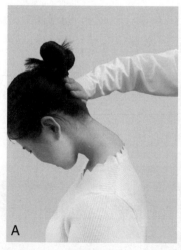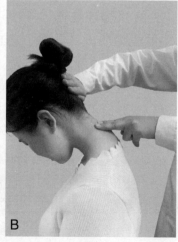

图 2-5 颈椎后部牵伸下动推疗法

A. 颈椎后部牵伸位动推疗法起始位;B. 颈椎后部牵伸下动推疗法

适应证:本手法适用于落枕,颈肩综合征,肩外及后侧急性扭伤或长期伏案工作产生慢性劳损等患者,慢性劳损需要配合颈部后伸抗阻和后伸功能位动推疗法等。

注意事项:

1. 治疗师左手按压颈部后外侧的肌肉有颈夹肌、竖脊肌、斜方肌、菱形肌等肌肉的痛点,按压位置各有不同。颈部后外侧活动除颈部后伸外,还有旋转颈部的作用,在手法操作时有时需针对不同功能的肌束同时进行颈部旋转等活动,如斜方肌。

2. 鉴于颈部问题经常影响肩及前臂活动,治疗师需要在动推疗法涉及范围以外对颈部相关部位进行手法治疗,以防止颈部不适对肩关节及前臂活动产生连带的不良影响。

3. 颈后及外侧的功能性活动包括颈部旋转视物、后伸仰头视物等动作。

4. 本手法中为患者被动活动,不需要患者配合,患者勿紧张,注意放松就好。

5. 治疗师手指按压不宜暴力或次数过多,避免术后肿胀。

三、颈椎后部功能位动推疗法

患者体位:俯卧位,头部悬空。

治疗师位置:坐于患者头侧。

起始姿势:患者俯卧位,头部悬空微屈,以便颈部抗重力抬头后伸(图 2-6A)。

操作手法:患者颈部用力后伸。后伸的角度由小到大,尽量达到最大角度。同时治疗师左手在头后方抗阻力,右手

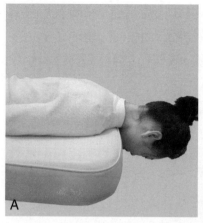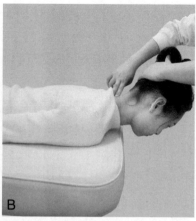

图 2-6　颈椎后部功能位动推疗法

A. 颈椎后部功能位动推疗法起始位；B. 颈椎后部功能位动推疗法

示指、中指按揉颈后脊柱旁疼痛部位，力度由小到大，按揉 3~5 次，以指下条索感减轻或消失为宜(图 2-6B)。

适应证:本手法适用于落枕，颈肩综合征，颈外及后侧急性扭伤或长期伏案工作产生慢性劳损等患者，慢性劳损需要配合颈部后伸牵伸和后伸抗阻位动推疗法等。

注意事项:

1. 治疗师左手按压颈部后外侧的肌肉有颈夹肌、竖脊肌、斜方肌、菱形肌等肌肉，如果治疗师能精确判断是哪块肌肉引起的疼痛，则根据其肌肉解剖结构按相应肌的起止点或肌腹，并根据其对应肌肉深浅把握力度。如斜方肌疼痛，需在患者颈部旋转位做治疗。

2. 鉴于颈部问题经常影响肩及前臂活动，治疗师需要对相关部位进行手法治疗，以防止颈部不适对肩关节及前臂活动产生连带的不良影响。

3. 颈后及外侧的功能性活动包括颈部旋转视物、后伸仰头视物等动作。

4. 本手法中为患者主动抗阻运动,每次操作需要患者和治疗师密切配合,治疗师操作时注意勿用力过猛,或用力过小。

5. 患者主动活动用力由小到大,速率根据治疗师指令而定,一般 3~5 次。

6. 治疗师手指按压不宜暴力或次数过多,避免术后肿胀。

第三节　颈椎侧方动推疗法

一、颈椎侧方抗阻动推疗法

患者体位:坐位。

治疗师位置:站立于患者患侧。

起始姿势:患者坐位,两臂放松自然垂于体侧,头用力向左侧屈曲。治疗师左手掌置于患者头左侧部位,以便给患者头部施加适当阻力(图 2-7A)。

操作手法:患者主动用力侧屈颈部,力量由小到大。治疗师左手在患者头侧面施予阻力,同时右手示指、中指按揉肩颈外侧疼痛部位,力度由小到大,按揉 3~5 次,以指下条索感减轻或消失为宜(图 2-7B)。

适应证:落枕,颈外侧急性扭伤,长期伏案工作造成的颈部肌肉慢性劳损,慢性劳损需要配合肩外侧牵伸和功能位动推疗法等。

注意事项:

1. 治疗师右手按压的部位多为颈外侧肌肉,如胸锁

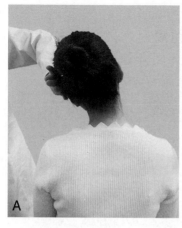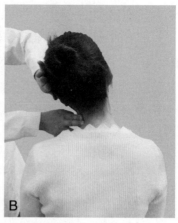

图 2-7　颈椎侧方抗阻动推疗法

A. 颈椎侧方抗阻动推疗法起始位；B. 颈椎侧方抗阻动推疗法

乳突肌、头夹肌、竖脊肌、半棘肌、肩胛提肌等肌肉的痛点。颈部外侧活动除颈部侧屈，还有旋转颈部及提升肩胛骨的作用，如斜方肌、肩胛提肌。在手法操作时，如果治疗师能精确判断是哪块肌肉引起的疼痛，则根据其肌肉解剖结构按相应肌的起止点或肌腹，并根据其对应肌肉深浅把握力度。

2. 鉴于颈部问题经常影响肩及前臂活动，治疗师需要对颈部相关部位进行手法治疗，以防止颈部不适对肩关节及前臂活动产生连带的不良影响。

3. 颈外侧的功能性活动包括侧屈视物、配合躯干侧屈拾物等。

4. 本手法中为患者主动抗阻运动，每次操作需要患者和治疗师密切配合，治疗师操作时注意勿用力过猛，或用力过小。

5. 患者主动活动用力由小到大，速率根据治疗师指令而定,一般 3~5 次。

6. 治疗师手指按压不宜暴力或次数过多,避免术后肿胀。

二、颈椎侧方牵伸动推疗法

患者体位:坐位。

治疗师位置:站立于患者患侧。

起始姿势:患者坐位,两臂放松自然垂于体侧,治疗师左手置于患者头左侧部位,以便向右侧牵伸患者头部(图 2-8A)。

操作手法:治疗师左手向右侧牵伸患者头部,牵伸的力量由小到大,直至牵伸到最大角度,同时右手示指、中指按揉肩颈外侧疼痛部位,力度由小到大,按揉 3~5 次,以指下条索感减轻或消失为宜(图 2-8B)。

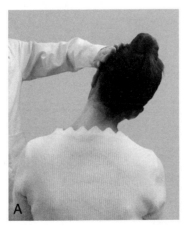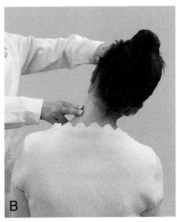

图 2-8　颈椎侧方牵伸动推疗法
A. 颈椎侧方牵伸动推疗法起始位;B. 颈椎侧方牵伸动推疗法

适应证:落枕,肩外侧急性扭伤或慢性劳损,慢性劳损需要配合肩侧屈抗阻动推疗法以及侧屈功能位动推疗法等。

注意事项:

1. 治疗师右手按压颈外侧的肌肉有胸锁乳突肌、头夹肌、竖脊肌、半棘肌、肩胛提肌等肌肉的痛点,颈部外侧活动除颈部侧屈,还有旋转颈部及提升肩胛骨的作用,如斜方肌和胸锁乳突肌等。如果治疗师能精确判断是哪块肌肉引起的疼痛,则根据其肌肉解剖结构按揉相应肌的起止点或肌腹,并根据其对应肌肉深浅把握力度。

2. 鉴于颈部问题,如颈椎间盘突出引起的颈部疼痛,常会累及肩部及上臂前臂,因此在做此牵伸手法时,一定要注意牵伸的力度,不然会引起上肩部及上肢部的严重不适。

3. 颈外侧的功能性活动包括配合躯干侧屈拾物等。

4. 本手法中为患者被动活动,不需要患者配合,患者勿紧张,注意放松就好。

5. 治疗师手指按压不宜暴力或次数过多,避免术后肿胀。

三、颈椎侧方功能位动推疗法

患者体位:侧卧位,头部悬空。

治疗师位置:坐于患者头侧。

起始姿势:患者侧卧位,两臂放松自然垂于体侧,头部微右侧屈(图 2-9A)

操作手法:患者主动用力向左侧屈曲颈部,同时治疗师用右手示指、中指按揉肩颈屈曲侧疼痛部位,力度由小到大,按揉 3~5 次,以指下条索感减轻或消失为宜(图 2-9B)。

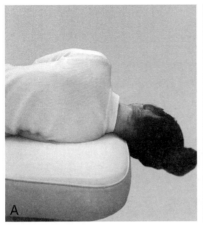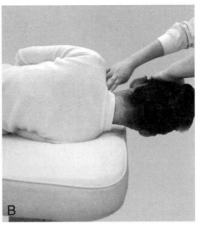

图 2-9　颈椎侧方功能位动推疗法

A. 颈椎侧方功能位动推疗法起始位；B. 颈椎侧方功能位动推疗法

适应证：落枕，肩前及内侧急性扭伤或慢性劳损，慢性劳损需要配合牵伸位及抗阻位动推疗法等。

注意事项：

1. 治疗师右手按压颈外侧胸锁乳突肌、头夹肌、竖脊肌、半棘肌、肩胛提肌等肌肉的痛点，颈部外侧活动除颈部侧屈，还有旋转颈部及提升肩胛骨的作用，如斜方肌和胸锁乳突肌等。如果治疗师能精确判断是哪块肌肉引起的疼痛，则根据其肌肉解剖结构按揉相应肌的起止点或肌腹，并根据其对应肌肉深浅把握力度。

2. 在操作过程中，保证患者身体直立，勿侧屈胸椎和腰椎，以免代偿颈部侧屈导致颈部功能位主动屈曲不足，从而影响治疗效果。

3. 颈外侧的功能性活动包括配合躯干侧屈拾物等。

4. 本手法中为患者主动抗阻运动，每次操作需要患者和治疗师密切配合，治疗师操作时注意勿用力过猛，或用力过小。

5.患者主动活动用力由小到大,速率根据治疗师指令而定,一般 3~5 次。

6.治疗师手指按压不宜暴力或次数过多,避免术后肿胀。

第四节　颈椎旋转动推疗法

一、颈椎旋转抗阻动推疗法

患者体位:坐位。

治疗师位置:站立于患者左侧。

起始姿势:患者坐位,两臂放松自然垂于体侧,身体正直。治疗师左手置于患者头右侧以便施加阻力(图 2-10A)。

操作手法:患者主动用力向右侧旋转颈部。治疗师左手施加一定阻力对抗患者头部向右侧旋转,同时右手示指、中指按揉颈右侧疼痛部位,力度由小到大,按揉 3~5 次,以指下条索感减轻或消失为宜(图 2-10B)。

适应证:肩周炎,落枕,颈外侧急性扭伤或慢性劳损,慢性劳损需要配合颈部前屈、后伸、侧屈位抗阻、牵伸及功能位动推疗法等。

注意事项:

1.治疗师右手按压颈外侧胸锁乳突肌、半脊肌、多裂肌、回旋肌等肌肉的痛点,一侧胸锁乳突肌收缩颈椎向对侧转动,而一侧横突棘肌收缩时颈椎向同侧旋转,故治疗师右手按压同侧还是对侧需要分清楚。

2.在操作过程中,保证患者身体端坐,眼睛目视前方,

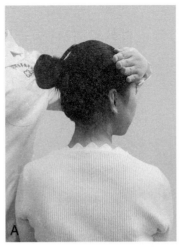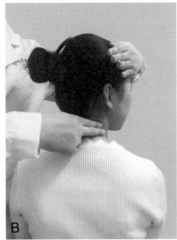

图 2-10　颈椎旋转抗阻动推疗法

A.颈椎旋转抗阻动推疗法起始位;B.颈椎旋转抗阻动推疗法

勿旋转胸椎和腰椎,以免躯干旋转导致颈部旋转不足,从而影响治疗效果。

3. 颈外侧的功能性活动包括各种头部旋转视物的情况,需要在此类活动下进行动推疗法。

4. 本手法中为患者主动抗阻运动,每次操作需要患者和治疗师密切配合,治疗师操作时注意勿用力过猛,或用力过小。

5. 患者主动活动用力由小到大,速率根据治疗师指令而定,一般 3~5 次。

6. 治疗师手指按压不宜暴力或次数过多,避免术后肿胀。

二、颈椎旋转牵伸动推疗法

患者体位:坐位。

治疗师位置:站立于患者左侧。

起始姿势:患者坐位,两臂放松自然垂于体侧,身体正直,头部放松,治疗师左手置于患者头部右侧以便将患者头部向左侧旋转(图 2-11A)。

操作手法:治疗师用力向左侧旋转患者颈部,同时治疗师右手示指、中指按揉肩颈右后侧疼痛部位,力度由小到大,按揉 3~5 次,以指下条索感减轻或消失为宜(图 2-11B)。

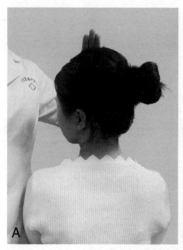 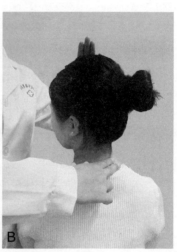

图 2-11 颈椎旋转牵伸动推疗法

A. 颈椎旋转牵伸下动推疗法起始位;B. 颈椎旋转牵伸下动推疗法

适应证:落枕,肩前及内侧急性扭伤或慢性劳损,慢性劳损需要配合颈部前屈、后伸位抗阻、牵伸及功能位动推疗法等。

注意事项:

1. 治疗师右手按压颈外侧胸锁乳突肌、半脊肌、多裂肌、回旋肌等肌肉的痛点,一侧胸锁乳突肌收缩颈椎向对侧转动,而横突棘肌收缩颈椎向同侧旋转,故旋转牵伸时治疗师按压同侧还是对侧需要分清楚。

2. 在操作过程中,保证患者身体端坐,眼睛目视前方,勿旋转胸椎和腰椎,以免躯干旋转导致颈部旋转牵伸不足,从而影响治疗效果。

3. 颈外侧的功能性活动包括各种头部旋转视物的情况,需要在此类活动下进行动推疗法。

4. 本手法中为患者被动活动,不需要患者配合,患者勿紧张,注意放松就好。

5. 治疗师按压手轻重交替进行,需要注意与牵拉手用力配合进行。

6. 治疗师手指按压不宜暴力或次数过多,避免术后肿胀。

三、颈椎旋转功能位动推疗法

患者体位:侧卧位,头部悬空。

治疗师位置:坐于患者头侧。

起始姿势:患者侧卧位,头部悬空,两臂自然放松。(图2-12A)

操作手法:患者主动用力向左侧旋转颈部,治疗师左手按于患者下颌以稍抗阻力,同时治疗师右手示指、中指按揉肩颈左侧疼痛部位,力度由小到大,按揉3~5次,以指下条索感减轻或消失为宜(图2-12B)。

适应证:肩周炎,落枕,肩前及内侧急性扭伤或慢性劳损,慢性劳损需要配合颈部旋转牵伸和旋转抗阻动推疗

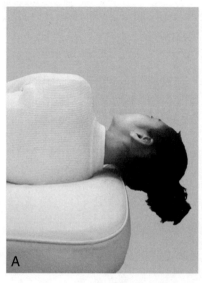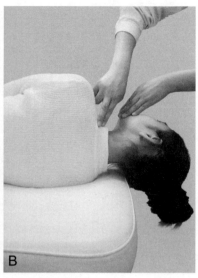

图 2-12　颈椎旋转功能位动推疗法

A. 颈椎旋转功能位动推疗法起始位;B. 颈椎旋转功能位动推疗法

法等。

注意事项:

1. 治疗师右手按压颈外侧的肌肉有胸锁乳突肌、半脊肌、多裂肌、回旋肌等肌肉的痛点,一侧胸锁乳突肌收缩颈椎向对侧转动,而横突棘肌向同侧旋转,故旋转功能位治疗时,治疗师按压同侧还是对侧需要分清楚。

2. 在操作过程中,保证患者身体端坐,眼睛目视前方,勿旋转胸椎和腰椎,以免躯干旋转导致颈部主动旋转不足,从而影响治疗效果。

3. 颈旋转的功能性活动包括伏案工作、看书等。

4. 本手法中为患者主动抗阻运动,每次操作需要患者和治疗师密切配合,治疗师操作时注意勿用力过猛,或用力过小。

5. 患者主动活动用力由小到大, 速率根据治疗师指令而定, 一般 3~5 次。

6. 治疗师手指按压不宜暴力或次数过多, 避免术后肿胀。

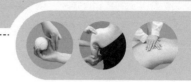

第三章
胸椎动推疗法

第一节　胸椎仰卧位动推疗法

患者体位：仰卧位。

治疗师位置：站立于患者患侧。

起始姿势：患者自然仰卧于床上，上肢自然垂于体侧，健侧脊柱及肩后垫枕，自然呼吸。

操作手法：患者仰卧于床上，治疗师右手拇指与示指、中指相对用力捏住患病肋骨，上下、内外方向推动该骨，同时左手示指、中指置于胸骨柄和肋软骨连接疼痛处按压（图 3-1)，力量由小到大，按揉 3~5

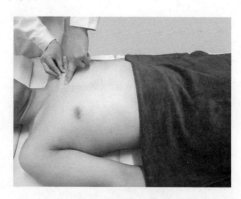

图 3-1　仰卧位动推疗法

次,以指下疼痛减轻或消失为宜。

适应证:肋软骨炎或胸椎小关节紊乱。

注意事项:

1. 本手法为关节松动手法,每次操作需要询问患者的感受,勿用力过猛,或用力过小。在实施手法的过程中,动作应轻柔缓慢。

2. 治疗师主动施力由小到大,力度根据患者耐受能力为准,按揉 3~5 次。

3. 治疗师手指按压不宜暴力或次数过多,避免术后不适。

4. 术中可以嘱患者配合进行深呼吸,深呼气时加强按压力,以增强治疗效果。

第二节　胸椎俯卧位动推疗法

患者体位:俯卧位。

治疗师位置:站立于患者健侧。

起始姿势:患者自然俯卧于床上,上肢自然垂于两侧,脊柱及健侧胸前垫枕,自然呼吸(图 3-2A)。

操作手法:患者俯卧于床上,治疗师左右手叠掌,一手掌根放在胸椎肋骨角相交疼痛处,患者深吸气然后呼气,呼气末治疗师另一手用力向下按压(图 3-2B),力量由小到大,按压 3~5 次,以掌下疼痛减轻或消失为宜。

适应证:肋软骨炎、胸椎小关节紊乱,强直性脊柱炎。

注意事项:

1. 本手法为关节松动手法,每次操作需要询问患者的

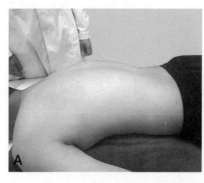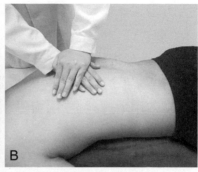

图 3-2　胸椎俯卧位动推疗法

A. 胸椎俯卧位起始姿势；B. 胸椎俯卧位动推疗法

感受，勿用力过猛，或用力过小。在实施手法的过程中，动作应轻柔缓慢。

2. 治疗师主动施力由小到大，力度根据患者耐受能力为准，按压 3~5 次。

3. 治疗师按压不宜暴力或次数过多，避免术后不适。

第三节　胸椎坐位动推疗法

一、胸椎抗阻动推疗法

患者体位：坐位。

治疗师位置：站立于患者健侧。

起始姿势：患者患侧手自然前伸于体前，治疗师右手置于患者左肩（图 3-3A）。

操作手法：患者左肩及上臂向后上方耸肩，治疗师右手对抗患者耸肩，同时左手示指和中指用力按患者后背疼痛部

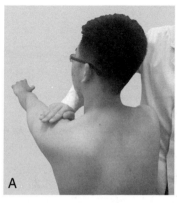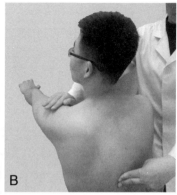

图 3-3　胸椎抗阻动推疗法
A.胸椎抗阻起始姿势;B.胸椎抗阻动推疗法

位(图 3-3B),力量由小到大,按揉 3~5 次,以指下疼痛减轻或消失为宜。

适应证:胸背侧肌肉疼痛。

注意事项:

1. 左手按压肌束为大小菱形肌、上下后锯肌等,如果治疗师能精确判断是哪块肌肉引起的疼痛,则根据其肌肉解剖结构按相应肌的起止点或肌腹,并根据其对应肌肉深浅把握力度。

2. 本手法为抗阻运动,每次操作需要询问患者的感受,勿用力过猛,或用力过小。在实施手法的过程中,动作应轻柔缓慢。

3. 治疗师主动施力由小到大,力度根据患者耐受能力为准,按揉 3~5 次。

4. 治疗师按揉不宜暴力或次数过多,避免术后不适。

5. 上下后锯肌与呼吸功能相关,动推疗法调整时可以配合深呼吸处理。

二、胸椎牵伸下动推疗法

患者体位：坐位。

治疗师位置：站立于患者患侧。

起始姿势：患者患侧手自然抱对侧肩部，治疗师左手置于患者左肘尖部（图 3-4A）。

操作手法：治疗师左手推拉患者肘尖使左肩及前臂向右侧内收，同时右手示指和中指用力按患者后背疼痛部位（图 3-4B），力量由小到大，按揉 3~5 次，以指下疼痛减轻或消失为宜。

适应证：胸背侧肌肉疼痛。

注意事项：

1. 右手按压肌束为大小菱形肌、上下后锯肌等，如果治疗师能精确判断是哪块肌肉引起的疼痛，则根据其肌肉解剖

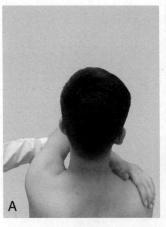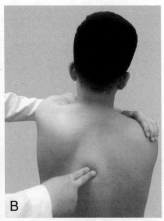

图 3-4 胸椎牵伸下动推疗法

A. 胸椎牵伸下起始姿势；B. 胸椎牵伸下动推疗法

结构按相应肌的起止点或肌腹,并根据其对应肌肉深浅把握力度。

2. 本手法中为被动活动,不需要患者用力,勿紧张,注意放松就好。

3. 治疗师右手按压轻重交替进行,需要注意与左手牵拉用力配合进行。

4. 治疗师右侧手指按压不宜暴力或次数过多,避免术后肿胀。

5. 上下后锯肌与呼吸功能相关,动推疗法调整时可以配合深呼吸处理。

三、胸椎功能位动推疗法

患者体位: 坐位。

治疗师位置: 站立于患者患侧。

起始姿势: 患者患侧手持哑铃上举(图 3-5A)。

操作手法: 患者手持重量由小到大的哑铃主动用力上举,同时治疗师右手示指和中指用力按患者后背疼痛部位,力量由小到大,按揉 3~5 次,以指下疼痛减轻或消失为宜(图 3-5B)。

适应证: 胸背侧肌肉疼痛。

注意事项:

1. 左手按压肌束为大小菱形肌、上下后锯肌等,如果治疗师能精确判断是哪块肌肉引起的疼痛,则根据其肌肉解剖结构按相应肌的起止点或肌腹,并根据其对应肌肉深浅把握力度。

2. 患者为抗阻运动,每次上举的哑铃重量以不引起明

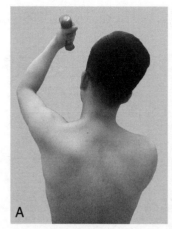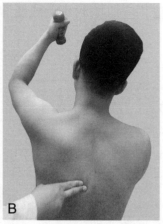

图 3-5　胸椎功能位动推疗法

A.胸椎功能位动推疗法起始位;B.胸椎功能位动推疗法

显疼痛为度,每次操作需要询问患者的感受。

3. 治疗师主动施力由小到大,力度根据患者耐受能力为准,按揉 3~5 次。

4. 治疗师按揉不宜暴力或次数过多,避免术后不适。

5. 上下后锯肌与呼吸功能相关,动推疗法调整时可以配合深呼吸处理。

6. 胸椎功能活动还体现在弯腰、后转身等体位下,如果患者是这些情况下受伤,功能位动推疗法可以在这些体位下进行。

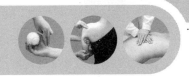

第四章
腰椎动推疗法

第一节　腰椎前部动推疗法

一、腰椎前部抗阻动推疗法

患者体位: 坐位。

治疗师位置: 站立于患者一侧。

起始姿势: 患者腰椎向头面方向屈曲;治疗师右手放于患者腰腹前面,以便对抗患者腰椎前屈力(图 4-1A)。

操作手法: 患者主动用力前屈腰部,治疗师右手在患者患侧腰腹前面施加阻力,同时左手示指和中指置于患者患侧腰部或腹部疼痛处按揉,阻力由小到大,活动次数 3~5 次,按揉时间以指下条索感减轻或消失为宜(图 4-1B)。

适应证: 髂腰肌、腹肌急慢性劳损,腰三横突综合征,腰椎小关节紊乱,腰椎骨关节炎等。

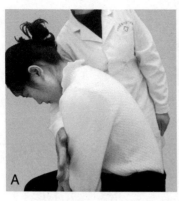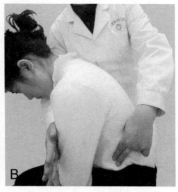

图 4-1　腰椎前部抗阻动推疗法

A.腰椎前部抗阻力起始姿势；B.腰椎前部抗阻力动推疗法

注意事项：

1. 本手法治疗师左手按压的部位主要为腰、腹、臀外侧的肌肉，如髂腰肌、腹直肌、腹外斜肌、腹内斜肌等。如果治疗师能精确判断是哪块肌肉引起的疼痛，则根据其肌肉解剖结构按相应肌的起止点或肌腹，并根据其对应肌肉深浅把握力度。患者前屈是中立位还是偏左、右侧，依据受累的肌群所定。

2. 在进行该体位抗阻动推疗法时，应配合患者呼气进行。

3. 本手法中为患者主动抗阻运动，每次操作需要患者和治疗师密切配合，治疗师操作时注意勿用力过猛，或用力过小。

4. 患者主动活动用力由小到大，速率根据治疗师指令而定，一般 3~5 次。

5. 治疗师手指按压不宜暴力或次数过多，避免术后肿胀。

二、腰椎前侧牵伸动推疗法

患者体位：坐位。

治疗师位置：站立于患者一侧。

起始姿势：患者坐位，后伸腰部 5°~10°；治疗师站于患者身体外侧，右手放于患者肩、胸前面，以便向患者施加向后的压力（图 4-2A）。

操作手法：治疗师右手向患者背侧施加压力，使患者腰椎前侧肌群、腹部肌群处于拉伸状态；同时左手示指和中指放于腰椎或腹前侧方疼痛处按揉，按揉时间以指下条索感减轻或消失为宜（图 4-2B）。

适应证：髂腰肌、腹肌急慢性劳损，腰三横突综合征，腰椎小关节紊乱，腰椎骨关节炎等。

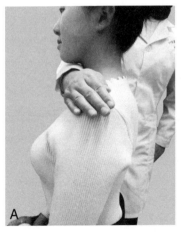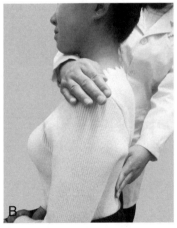

图 4-2　腰椎前侧牵伸动推疗法

A. 腰椎前侧牵伸起始姿势；B. 腰椎前侧牵伸下动推疗法

注意事项：

1. 本手法治疗师左手按压的部位主要为腰、腹、臀外侧的肌肉,如髂腰肌、腹直肌、腹外斜肌、腹内斜肌等。如果治疗师能精确判断是哪块肌肉引起的疼痛,则根据其肌肉解剖结构牵拉相应肌的起止点按其肌腹,并根据其对应肌肉深浅把握力度。患者后伸腰椎时偏左后、右后还是中立位也是依据受累肌束而定。

2. 在进行该体位牵伸动推疗法时,应配合患者吸气进行。

3. 本手法为患者被动活动,不需要患者配合,勿紧张,放松就好。

4. 治疗师左手按压轻重交替进行,需要注意与右手用力配合进行。

5. 治疗师左侧手指按压不宜暴力或次数过多,避免术后肿胀。

6. 本手法健侧卧位下进行亦佳。

三、腰椎前部功能位动推疗法

患者体位:站立位。

治疗师位置:站于患者一侧。

起始姿势:患者站立位,腰椎自然前屈(图 4-3A)。

操作手法:患者主动用力前屈腰椎,同时治疗师左手示指和中指放于患者另一侧腰部或腹前外侧疼痛处按揉 3~5次,按揉时间以指下条索感或疼痛感减轻或消失为宜(图4-3B)。

适应证:髂腰肌、腹肌急慢性劳损,腰三横突综合征,腰

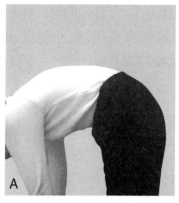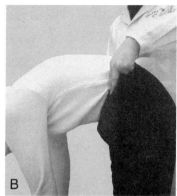

图 4-3　腰椎前部功能位动推疗法

A.腰椎前部功能位起始姿势;B.腰椎前部功能位动推疗法

椎小关节紊乱,腰椎骨关节炎等。

注意事项:

1. 本手法治疗师右手按压的部位主要为腰、腹、臀外侧的肌肉,如髂腰肌、腹直肌、腹外斜肌、腹内斜肌等。如果治疗师能精确判断是哪块肌肉引起的疼痛,则根据其肌肉解剖结构按相应肌的起止点或肌腹,并根据其对应肌肉深浅把握力度。患者前屈是中立位还是偏左、右侧,依据受累的肌群所定。

2. 在进行该体位功能位动推疗法时,应结合患者呼吸进行。

3. 本手法中患者为主动运动,每次操作需要患者和治疗师密切配合,治疗师操作时注意勿用力过猛,或用力过小。

4. 患者主动活动用力由小到大,速率根据治疗师指令而定,一般 3~5 次。

5. 治疗师手指按压不宜暴力或次数过多,避免术后肿胀。

6. 此外,患者可以通过多组动作练习,如仰卧两头起、向后下腰、桥式运动等,来达到锻炼腹直肌、腹外斜肌、腹内斜肌的目的,此时也可以进行动推疗法。

第二节　腰椎后部动推疗法

一、腰椎后部抗阻动推疗法

患者体位:坐位。

治疗师位置:蹲站于患者身体后侧。

起始姿势:患者腰部直坐拟后伸,治疗师右手放于患者腰椎患处稍上方,以便对抗患者腰椎后伸力(图 4-4A)。

操作手法:患者主动用力后伸腰部,此时治疗师右手施

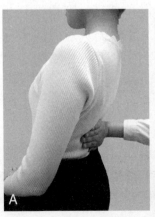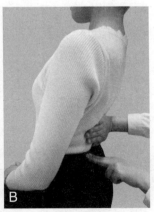

图 4-4　腰椎后部抗阻动推疗法

A. 腰椎后部抗阻力起始姿势;B. 腰椎后部抗阻力动推疗法

加一定阻力对抗患者腰椎后伸,同时左手示指和中指置于患者腰椎后侧方疼痛处按揉,阻力由小到大;按揉时间以指下条索感减轻或消失为宜(图 4-4B)。

适应证:竖脊肌、横突棘肌急慢性劳损,棘上韧带劳损,腰三横突综合征,腰椎小关节紊乱,腰椎骨关节炎等。

注意事项:

1. 本手法治疗师右手按压的部位主要为背部肌肉肌无力引起的疼痛,如竖脊肌、横突棘肌、棘间肌、横突间肌或相关韧带。如果治疗师能精确判断是哪块肌肉引起的疼痛,则根据其肌肉解剖结构按相应肌的起止点或肌腹,并根据其对应肌肉深浅把握力度。

2. 若是竖脊肌或横突棘肌无力引起的疼痛,则动推时应两侧肌肉同时抗阻进行;若是一侧棘间肌或横突间肌无力引起的疼痛,则在背伸位动推时结合训练腰椎旋转。

3. 本手法中为患者主动运动,每次操作需要患者和治疗师密切配合,操作时注意治疗师勿用力过猛,或用力过小。

4. 患者主动活动用力由小到大,速率根据治疗师指令而定,一般 3~5 次。

5. 治疗师手指按压不宜暴力或次数过多,避免术后肿胀。

二、腰椎后侧牵伸动推疗法

患者体位:坐位。

治疗师位置:站立于患者身体一侧。

起始姿势:患者低头,腰部前屈 30°~40°;治疗师站于患者患侧,右手放于患者胸背部,以便加强患者腰部前屈(图

4-5A)。

操作手法：治疗师右手向患者前方施加压力，使患者腰椎后侧肌群处于拉伸状态；同时左手示指和中指放于腰椎疼痛处按揉，按揉时间以指下条索感减轻或消失为宜(图 4-5B)。

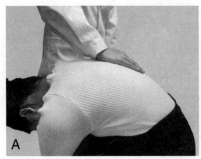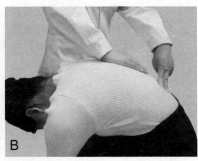

图 4-5　腰椎后侧牵伸动推疗法
A. 腰椎后侧牵伸起始姿势；B. 腰椎后侧牵伸下动推疗法

适应证：竖脊肌、横突棘肌急慢性劳损，棘上韧带劳损，腰三横突综合征，腰椎小关节紊乱，腰椎骨关节炎等。

注意事项：

1. 本手法治疗师右手按压的部位可为背部肌肉痉挛引起的疼痛，如竖脊肌、横突棘肌、棘间肌、横突间肌等。如果治疗师能精确判断是哪块肌肉引起的疼痛，则根据其肌肉解剖结构按相应肌的起止点或肌腹，并根据其对应肌肉深浅把握力度。

2. 若是竖脊肌或横突棘肌痉挛引起的疼痛，则动推时应对比两侧肌肉长度来判断肌肉是否松弛；若是棘间肌或横突间肌痉挛引起的疼痛，则在前屈牵伸时结合腰椎旋转牵伸动推疗法。

3. 本手法中患者为被动活动，不需要用力，患者勿紧张,注意放松就好。

4. 治疗师左手按压轻重交替进行,需要注意与右手用力配合进行。

5. 治疗师左侧手指按压不宜暴力或次数过多,避免术后肿胀。

三、腰椎后部功能位动推疗法

患者体位:站立位。

治疗师位置:坐于患者身后。

起始姿势:患者自然立位,稍后伸腰部(图 4-6A)。

操作手法:患者主动用力向腰背后方伸展,同时治疗师右手示指和中指置于患者腰椎棘突旁疼痛处按揉 3~5 次,动推时间以指下条索感减轻或消失为宜(图 4-6B)。

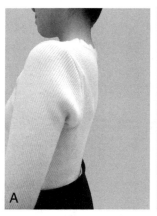 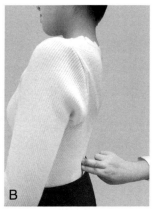

图 4-6　腰椎后部功能位动推疗法

A.腰椎后部功能位起始姿势;B.腰椎后部功能位动推疗法

适应证:竖脊肌、横突棘肌急慢性劳损,棘上韧带劳损,腰三横突综合征,腰椎小关节紊乱,腰椎骨关节炎,腰椎间盘膨出等。

注意事项:

1. 本手法治疗师右手按压的部位主要为背部肌肉长期处于功能位引起的疼痛区域,如竖脊肌、横突棘肌、棘间肌、横突间肌等。如果治疗师能精确判断是哪块肌肉引起的疼痛,则根据其肌肉解剖结构按相应肌的起止点或肌腹,并根据其对应肌肉深浅把握力度。

2. 若是两侧竖脊肌或横突棘肌功能位引起的疼痛,则功能位动推疗法时应两侧肌肉同时进行按压;若是棘间肌或横突间肌功能位引起的疼痛,则在动推时后伸腰椎旋转。

3. 本手法中患者为主动运动,每次操作需要患者和治疗师密切配合,操作时治疗师注意勿用力过猛,或用力过小。

4. 患者主动活动用力由小到大,速率根据治疗师指令而定,一般 3~5 次。

5. 治疗师手指按压不宜暴力或次数过多,避免术后肿胀。

6. 此外患者可以通过多组动作练习,如纵跳摸高、负重体后伸、俯卧腿臂上振和后向抛铅球来达到锻炼竖脊肌等脊柱伸肌力量的目的,此时也可以进行动推疗法。

第三节　腰椎侧方动推疗法

一、腰椎侧屈抗阻动推疗法

患者体位：坐位。

治疗师位置：站立于患者身体一侧。

起始姿势：患者坐位，向身体患侧屈曲，治疗师站于患者一旁，左手跨过患者胸前扶患侧肩，以便对抗患者腰椎侧屈力（图 4-7A）。

操作手法：患者主动用力侧屈腰部，治疗师左手予以抗阻力，同时右手示指和中指置于患者腰椎旁侧疼痛处按揉3~5 次，动推时间以指下条索感减轻或消失为宜（图 4-7B）。

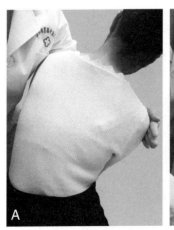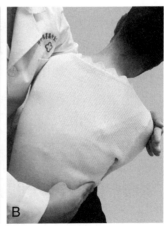

图 4-7　腰椎侧屈抗阻动推疗法
A. 腰椎侧屈抗阻力起始姿势；B. 腰椎侧屈抗阻力动推疗法

适应证:腰方肌、臀中肌急慢性肌肉劳损,腰椎小关节紊乱,腰椎骨关节炎,腰椎间盘突出症等。

注意事项:

1. 本手法治疗师右手按压的部位可以为腹前壁的肌肉无力引起的疼痛区域,如腹直肌、腹外斜肌、腹内斜肌等;也可以为腹后壁的肌肉长期处于功能位引起的疼痛区域,如腰方肌。如果治疗师能精确判断是哪块肌肉引起的疼痛,则根据其肌肉解剖结构按相应肌的起止点或肌腹,并根据其对应肌肉深浅把握力度。

2. 若是形成腹前壁的肌肉无力引起的疼痛,如腹直肌、腹外斜肌、腹内斜肌等,则要在下固定的基础上进行抗阻动推疗法。

3. 有腰椎间盘突出或腰椎骨质增生引起坐骨神经压迫的患者,则应在功能位对整个下肢神经被压迫处进行动推疗法。

4. 本手法中为患者主动运动,每次操作需要患者和治疗师密切配合,操作时注意治疗师勿用力过猛,或用力过小。

5. 患者主动活动用力由小到大,速率根据治疗师指令而定,一般 3~5 次。

6. 治疗师手指按压不宜暴力或次数过多,避免术后肿胀。

二、腰椎侧方牵伸动推疗法

患者体位:坐位。

治疗师位置:站立于患者身体一侧。

起始姿势:患者坐位,向身体健侧屈曲,治疗师站于患者一旁,左手跨过患者胸前,放置于患者患肩,呈腰部侧方牵伸状(图 4-8A)。

操作手法:治疗师左手向对侧肩方向施加一定牵拉力,使患者腰椎旁侧肌群处于拉伸状态,同时右手示指和中指置于患者腰椎旁侧疼痛处按揉 3~5 次,动推时间以指下条索感减轻或消失为宜(图 4-8B)

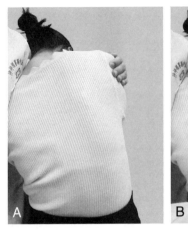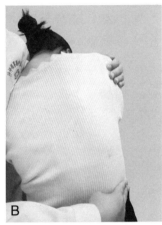

图 4-8 腰椎侧方牵伸动推疗法

A. 腰椎侧方牵伸起始姿势;B. 腰椎侧方牵伸下动推疗法

适应证:腰方肌、臀中肌急慢性肌肉劳损,腰椎小关节紊乱,腰椎骨关节炎,腰椎间盘突出症等。

注意事项:

1. 本手法治疗师右手按压的部位可以为腹前壁的肌肉痉挛引起的疼痛区域,如腹直肌、腹外斜肌、腹内斜肌等;也可以为腹后壁的肌肉长期处于功能位引起的疼痛区域,如腰方肌。如果治疗师能精确判断是哪块肌肉引起的疼痛,则根据其肌肉解剖结构按相应肌的起止点或肌腹,并根据其对应肌肉深浅把握力度。

2. 若是形成腹前壁的肌肉痉挛引起的疼痛,如腹直肌、腹外斜肌、腹内斜肌等,则要在下固定的基础上进行牵伸动推疗法。

3. 有腰椎间盘突出或腰椎骨质增生引起坐骨神经压迫的患者,则应在功能位对整个下肢神经被压迫处进行动推疗法。

4. 本手法中为患者被动活动,不需要患者配合,患者勿紧张,注意放松就好。

5. 治疗师右手按压轻重交替进行,需要注意与左手用力配合进行。

6. 治疗师右侧手指按压不宜暴力或次数过多,避免术后肿胀。

三、腰椎侧方功能位动推疗法

患者体位:站立位。

治疗师位置:站立于患者身体一侧。

起始姿势:患者自然放松站位,向身体患侧微屈曲,治疗师站于另一旁,左手跨过患者胸前,以便对抗患者腰椎侧屈力(图 4-9A)。

操作手法:患者主动用力向腰旁侧方屈曲。治疗师左手予以抗阻力,同时右手示指和中指置于患者腰椎旁侧疼痛处按揉 3~5 次,动推时间以指下条索感减轻或消失为宜(图 4-9B)。

适应证:腰方肌、臀中肌急慢性肌肉劳损,腰椎小关节紊乱,腰椎骨关节炎,腰椎间盘突出症等。

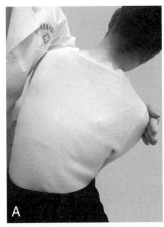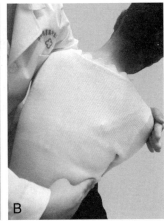

图 4-9　腰椎侧方功能位动推疗法

A.腰椎侧方功能位起始姿势;B.腰椎侧方功能位动推疗法

注意事项:

1. 本手法治疗师右手按压的部位可以为腹前壁的肌肉长期处于功能位引起的疼痛区域,如腹直肌、腹外斜肌、腹内斜肌等;也可以为腹后壁的肌肉长期处于功能位引起的疼痛区域,如腰方肌。如果治疗师能精确判断是哪块肌肉引起的疼痛,则根据其肌肉解剖结构按相应肌的起止点或肌腹,并根据其对应肌肉深浅把握力度。

2. 若是形成腹前壁的肌肉功能位引起的疼痛,如腹直肌、腹外斜肌、腹内斜肌等,则要在下固定的基础上进行功能位动推。

3. 有腰椎间盘突出或腰椎骨质增生引起坐骨神经压迫的患者,则应在功能位对整个下肢神经被压迫处进行动推。

4. 本手法中患者为主动运动,每次操作需要患者和治疗师密切配合,操作时治疗师注意勿用力过猛,或用力过小。

5. 患者主动活动用力由小到大,速率根据治疗师指令

而定,一般 3~5 次。

6. 治疗师手指按压不宜暴力或次数过多,避免术后肿胀。

7. 此外患者可以通过多组动作练习,如侧踢腿、负重体侧屈来达到锻炼腰方肌等力量的目的;也可通过仰卧起坐、仰卧举腿等来达到锻炼腹直肌、腹外斜肌、腹内斜肌等的目的,此时也可以进行动推疗法。

第四节　腰椎旋转动推疗法

一、腰椎旋转抗阻动推疗法

患者体位:坐位。

治疗师位置:站立于患者身体一侧。

起始姿势:患者坐位,治疗师右手跨过患者肩关节,放置于患者肩胛骨,以便对抗患者腰椎旋转(图 4-10A)。

操作手法:患者主动用力向身体后方旋转,治疗师右手施加一定阻力对抗患者腰椎旋转,同时左手示指和中指置于患者腰椎旁侧疼痛处按揉 3~5 次,动推时间以指下条索感减轻或消失为宜(图 4-10B)。

适应证:横突棘肌急慢性劳损,腰椎小关节紊乱,腰椎骨关节炎,腰椎间盘突出症等。

注意事项:

1. 本手法治疗师右手按压的部位可以为深层背部旋转肌肉肌无力引起的疼痛区域,如横突棘肌;也可以为形成腹部旋转肌无力引起的疼痛区域,如腹外斜肌、腹内斜肌。如果治疗师能精确判断是哪块肌肉引起的疼痛,则根据其肌肉

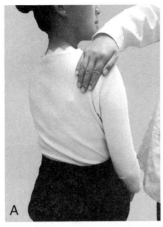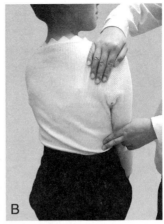

图 4-10　腰椎旋转抗阻动推疗法

A.腰椎旋转抗阻力起始姿势;B.腰椎旋转抗阻力动推疗法

解剖结构按相应肌的起止点或肌腹,并根据其对应肌肉深浅把握力度。

2. 若是横突棘肌、腹外斜肌无力引起的疼痛,则患者在进行抗阻动推疗法时是向前方回旋;若是腹内斜肌肌无力引起的疼痛,则患者在进行抗阻动推疗法时是向后方回旋。

3. 本手法中为患者主动运动,每次操作需要患者和治疗师密切配合,操作时注意治疗师勿用力过猛,或用力过小。

4. 患者主动活动用力由小到大,速率根据治疗师指令而定,一般 3~5 次。

5. 治疗师手指按压不宜暴力或次数过多,避免术后肿胀。

二、腰椎旋转牵伸动推疗法

患者体位:卧位或坐位,上身自然放松。

治疗师位置:站于患者侧方。

起始姿势:治疗师左手跨过患者胸前,放置于患者患侧肩,向对侧方向施加一定力,使患者腰椎旁侧肌群处于扭旋、拉伸状态(图 4-11A)。

操作手法:治疗师左手拉伸的同时,右手示指和中指置于患者腰椎旁侧疼痛处按揉 3~5 次,动推时间以指下条索感减轻或消失为宜(图 4-11B)

适应证:横突棘肌急慢性劳损,腰椎小关节紊乱,腰椎骨关节炎,腰椎间盘突出症等。

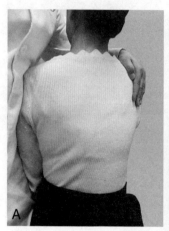 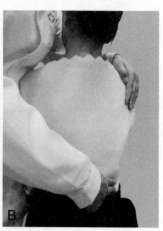

图 4-11 腰椎旋转牵伸动推疗法
A.腰椎旋转牵伸起始姿势;B.腰椎旋转牵伸下动推疗法

注意事项:

1. 本手法治疗师右手按压的部位可以为深层背部旋转肌肉肌痉挛引起的疼痛区域,如横突棘肌;也可以为形成腹旋转肌肉痉挛引起的疼痛区域,如腹外斜肌、腹内斜肌。如果治疗师能精确判断是哪块肌肉引起的疼痛,则根据其肌肉解剖结构按相应肌的起止点或肌腹,并根据其对应肌肉深浅把握力度。

2. 若是横突棘肌、腹外斜肌痉挛引起的疼痛,则患者在进行牵伸动推疗法时是向后方旋转牵伸;若是腹内斜肌痉挛引起的疼痛,则患者在进行牵伸动推疗法时是向前方旋转牵伸。

3. 本手法中为患者被动活动,不需要患者配合,患者勿紧张,注意放松就好。

4. 治疗师右手按压轻重交替进行,需要注意与左手用力配合进行。

5. 治疗师右侧手指按压不宜暴力或次数过多,避免术后肿胀。

三、腰椎旋转功能位动推疗法

患者体位:自然放松站立位,尽量向腰侧后方旋转。

治疗师位置:治疗师位于患者身后。

起始姿势:患者自然放松站立位,尽量向腰侧后方旋转;治疗师位于患者身后,右手跨过患者肩关节,放置于患者肩胛骨,对抗患者腰椎旋转,施加一定阻力(图 4-12A)。

操作手法:治疗师右手对抗患者旋转,同时左手示指和中指置于患者腰椎后侧疼痛处按揉 3~5 次,动推时间以指下条索感减轻或消失为宜(图 4-12B)

适应证:横突棘肌急慢性劳损,腰椎小关节紊乱,腰椎骨关节炎,腰椎间盘突出症等。

注意事项:

1. 本手法治疗师右手按压的部位可以为深层背部肌肉长期处于功能位引起的疼痛区域,如横突棘肌;也可以为形

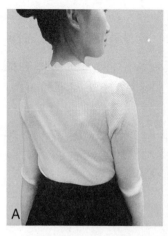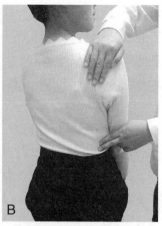

图 4-12　腰椎旋转功能位动推疗法

A. 腰椎旋转功能位起始姿势；B. 腰椎旋转功能位动推疗法

成腹前壁的肌肉长期处于功能位引起的疼痛区域，如腹外斜肌、腹内斜肌。如果治疗师能精确判断是哪块肌肉引起的疼痛，则根据其肌肉解剖结构按相应肌的起止点或肌腹，并根据其对应肌肉深浅把握力度。

2. 若是横突棘肌、腹外斜肌长期处于功能位引起的疼痛，则患者在进行功能位动推疗法时是向前方回旋；若是腹内斜肌长期处于功能位引起的疼痛，则患者在进行功能位动推疗法时是向后方回旋。

3. 本手法中患者为主动运动，每次操作需要患者和治疗师密切配合，操作时治疗师注意勿用力过猛，或用力过小。

4. 患者主动活动用力由小到大，速率根据治疗师指令而定，一般 3~5 次。

5. 治疗师手指按压不宜暴力或次数过多，避免术后肿胀。

6. 此外患者可以通过多组动作练习,如斜起仰卧起坐来达到锻炼横突棘肌力量的目的;也通过仰卧起坐、仰卧举腿等来达到锻炼腹外斜肌、腹内斜肌等的目的,此时也可以进行动推疗法。

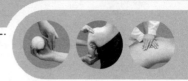

第五章

肩部动推疗法

第一节　肩前及内侧动推疗法

一、肩前及内侧抗阻动推疗法

患者体位：仰卧位。

治疗师位置：坐于患者患侧。

起始姿势：患者肘关节伸直、肩关节前屈30°，治疗师右手置于患侧肘关节处，左手置于肩前疼痛处（图5-1A）。

操作手法：患者主动用力前屈患侧肩关节时，治疗师右手在肘关节施予阻力，同时左手示、中二指按揉肩前及内侧疼痛部位，阻力由小到大，按揉3~5次，以指下条索感减轻或消失为宜（图5-1B）。

适应证：肩周炎，肩前及内侧急性扭伤或慢性劳损，慢性劳损需要配合肩前及内侧牵伸及功能位动推疗法等。

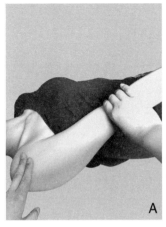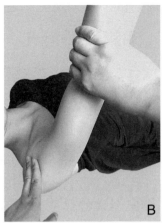

图 5-1 肩前及内侧抗阻动推疗法

A.肩前及内侧抗阻起始位;B.肩前及内侧抗阻动推疗法

注意事项:

1. 治疗师左手按压肩前肌束有三角肌前束,或肱二头肌、小结节止点肌束上痛点,故右手活动除前屈外,需根据不同功能的肌束同时进行内旋或外旋等活动,如大圆肌疼痛需配合内旋活动。

2. 鉴于颈椎、肩胛部问题经常影响肩关节活动,治疗师需要在颈椎棘突旁或肩胛处按压,以排除颈椎对肩关节活动的影响,或同时有颈椎问题时需一起治疗。

3. 本手法为主动运动,每次操作需要患者和治疗师密切配合,勿用力过猛,或用力过小,操作手法力度以患者不感到难受为准。

4. 患者主动活动用力由小到大,速率根据治疗师指令而定,一般 3~5 次。

5. 治疗师手指按压不宜暴力或次数过多,避免术后肿胀。

二、肩前及内侧牵伸动推疗法

患者体位：坐位。

治疗师位置：坐于患者患侧侧后方。

起始姿势：患者患肩后伸，肘关节屈曲。治疗师左手置于患侧上臂远端肘关节处（图 5-2A）。

操作手法：治疗师左手用力向后牵伸肩关节，使肩关节前及内侧肌肉充分拉伸，同时右手示、中二指按揉肩前及内侧疼痛部位（图 5-2B），力度由小到大，按揉 3~5 次，以指下条索感减轻或消失为宜。

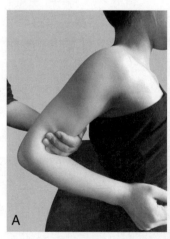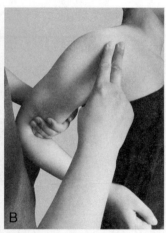

图 5-2 肩前及内侧牵伸动推疗法

A. 肩前及内侧牵伸起始姿势；B. 肩前及内侧牵伸动推疗法

适应证：肩周炎，肩前及内侧急性扭伤或慢性劳损，慢性劳损需要配合肩前及内侧抗阻动推疗法等。

注意事项：

1. 治疗师右手按压肩前肌束有三角肌前束、肱二头肌、小结节止点肌束上痛点，右手活动除后伸外，需根据不同功能的肌束同时进行后伸位下的内旋或外旋等活动。

2. 鉴于颈椎、肩胛部问题经常影响肩关节活动，治疗师需要在颈椎棘突旁或肩胛处按压，以排除颈椎对肩关节活动的影响，或同时有颈椎问题时需一起治疗。

3. 本手法为被动运动，每次操作需要询问患者的感受，勿用力过猛，或用力过小。

4. 治疗师主动施力由小到大，力度根据患者耐受能力为准，一般按揉3~5次。

5. 治疗师手指按压不宜暴力或次数过多，避免术后肿胀。

三、肩前及内侧功能位动推疗法

患者体位：坐位。

治疗师位置：站立于患者后侧。

起始姿势：患者肩关节前屈，肘关节屈曲，手持哑铃（图5-3A）。

操作手法：患者手持哑铃主动前屈患侧肩关节，治疗师左手示指、中指按揉肩前及内侧疼痛部位（图5-3B），力量由小到大，按揉3~5次，以指下条索感减轻或消失为宜。

适应证：肩周炎，肩前及内侧急性扭伤或慢性劳损，慢性劳损需要配合肩前内侧抗阻及牵伸下动推疗法等。

注意事项：

1. 患者前屈肩关节并负重的情况下，治疗师左手按压

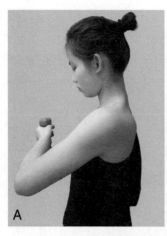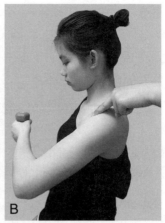

图 5-3　肩前及内侧功能位动推疗法

A. 肩前及内侧功能位起始姿势；B. 肩前及内侧功能位动推疗法

肩前肌束有三角肌前束，或肱二头肌、小结节止点肌束上痛点，同时还需根据不同功能的肌束进行屈曲位内旋或外旋等活动状态下的动推疗法。

2. 鉴于颈椎、肩胛部问题经常影响肩关节活动，治疗师需要在颈椎棘突旁或肩胛处按压，以排除颈椎对肩关节活动的影响，或同时有颈椎问题时需一起治疗。

3. 肩前及内侧的前屈位功能性活动包括肩前屈够物、推拉及伏案等动作，因此在手法操作时需要在这些功能动作状态下加强动推手法。

4. 本手法中为主动运动，每次操作需要患者和治疗师密切配合，勿用力过猛，或用力过小。

5. 患者主动活动用力由小到大，速率根据治疗师指令而定，一般 3~5 次。

6. 治疗师手指按压不宜暴力或次数过多，避免术后肿胀。

第二节 肩上及外侧动推疗法

一、肩上及外侧抗阻动推疗法

患者体位:坐位。

治疗师位置:站立于患者患侧。

起始姿势:患者肩关节外展,肘关节自然屈曲,治疗师右手置于患肢肘关节处(图 5-4A)。

操作手法:患者主动用力外展患侧肩关节,治疗师右手在患者上臂肘关节处用力施加阻力,同时左手示指、中指按揉肩上及外侧疼痛部位(图 5-4B),力量由小到大,按揉 3~5次,以指下条索感减轻或消失为宜。

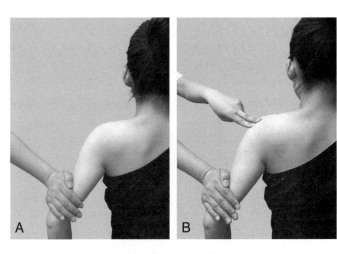

图 5-4 肩上及外侧抗阻动推疗法
A.肩上及外侧抗阻起始姿势;B.肩上及外侧抗阻动推疗法

适应证:肩周炎,肩上及外侧急性扭伤或慢性劳损,慢性劳损需要配合肩上及外侧牵伸与功能位下动推疗法等。

注意事项:

1. 患者外展肩关节,治疗师左手按压肩外侧的肌束是三角肌中束或冈上肌上痛点,肩关节单独外展完成功能活动较少,多同时有内旋、外旋等,因此还需根据肩关节外展配合内旋、外旋位进行动推疗法。

2. 鉴于肩部问题经常影响前臂活动,颈椎也会引起肩痛,治疗师需要在颈椎棘突旁、肩胛及颈肩部进行按压,以缓解邻近部位带来的肩部不适感。

3. 本手法每次操作需要患者和治疗师密切配合,治疗师要正确引导患者配合自己的手法以取得更好的治疗效果。

4. 患者主动活动用力由小到大,速率根据治疗师指令而定,一般 3~5 次。

5. 治疗师手指按压不宜暴力或次数过多,避免术后肿胀。

二、肩上及外侧牵伸动推疗法

患者体位:坐位。

治疗师位置:站于患者患侧前面。

起始姿势:患者肩关节内收,肘关节屈曲,患侧手搭在对侧肩上,治疗师左手托患者肘尖(图 5-5A)。

操作手法:患者肘关节紧贴胸壁,治疗师左手在患者的肘部用力下推以充分拉伸肩上及外侧肌肉,同时右手示指、中指按住肩上及外侧疼痛部位(图 5-5B),右手按揉力量由小到大,按揉 3~5 次,以指下条索感减轻或消失为宜。

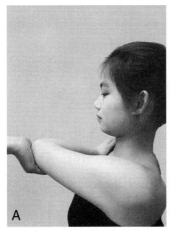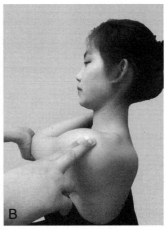

图 5-5　肩上及外侧牵伸动推疗法
A. 肩上及外侧牵伸起始姿势；B. 肩上及外侧牵伸动推疗法

适应证：肩周炎，肩上及外侧急性扭伤或慢性劳损，慢性劳损需要配合肩上及外侧抗阻及功能位动推疗法等。

注意事项：

1. 治疗师右手按压肩外侧的肌束是三角肌中束或冈上肌的痛点，如果是肩周炎、滑膜炎等慢性疾病，需要对关节前面及后面进行治疗。

2. 鉴于肩部问题经常影响前臂活动，颈椎也会引起肩痛，治疗师需要在颈椎棘突旁、肩胛及颈肩部进行按压，以缓解邻近部位带来的肩部不适感。

3. 本手法为被动运动，每次操作需要询问患者的感受，勿用力过猛，或用力过小。

4. 治疗师主动施力由小到大，力度根据治疗师耐受能力为准，一般按揉 3~5 次。

5. 治疗师手指按压不宜暴力或次数过多，避免术后肿胀。

三、肩上及外侧功能位动推疗法

患者体位:坐位。

治疗师位置:站立于患者患侧。

起始姿势:患者肩关节外展,肘关节屈曲 90°,手持哑铃
(图 5-6A)。

操作手法:患者手持不同重量的哑铃主动用力外展肩关
节,同时治疗师左手示指、中指按揉肩上及外侧疼痛部位(图
5-6B),力量由小到大,按揉 3~5 次,以指下条索感减轻或消
失为宜。

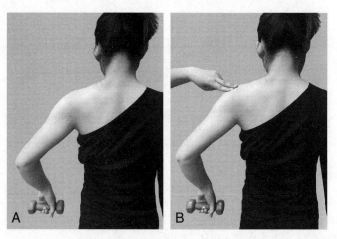

图 5-6　肩上及外侧功能位动推疗法
A. 肩上及外侧功能位起始姿势;B. 肩上及外侧功能位动
推疗法

适应证:肩周炎,肩上及外侧急性扭伤或慢性劳损,慢性
劳损需要配合肩上及外侧抗阻及牵伸动推疗法等。

注意事项:

1. 患者外展肩关节并负重的情况下,治疗师左手按压外侧三角肌肌束或冈上肌的痛点,如果是肩周炎、滑膜炎等慢性疾病,需要对关节前面及后面进行治疗。

2. 鉴于肩部问题经常影响前臂活动,颈椎问题也会引起肩痛,治疗师需要在颈椎棘突旁、肩胛及颈肩部位进行按压,以缓解邻近部位带来的肩部不适感。

3. 肩外展的功能性活动包括伏案工作、操作电脑等,因此在手法操作时需要在这些功能动作状态下加强动推手法。

4. 本手法为抗阻运动,每次操作需要询问患者的感受,勿用力过猛,或用力过小。

5. 治疗师主动施力由小到大,力度根据治疗师能耐受程度为准,一般按揉 3~5 次。

6. 治疗师手指按压不宜暴力或次数过多,避免术后肿胀。

第三节　肩后及下方动推疗法

一、肩后及下方抗阻动推疗法

患者体位:坐位。

治疗师位置:站于患者患侧后方。

起始姿势:患者肩关节后伸,肘关节屈曲 90° 左右,手自然屈曲贴于髋部。治疗师一手置于患者患侧上臂远端后方(图 5-7A)。

操作手法:患者主动后伸肩关节,治疗师左手在患者上

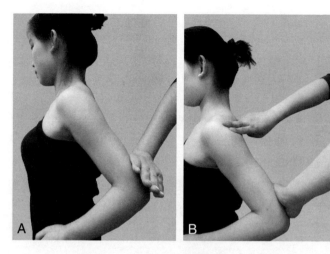

图 5-7　肩后及下方抗阻动推疗法

A. 肩后及下方抗阻起始姿势；B. 肩后及下方抗阻动推疗法

臂远端后方施加阻力，右手示指、中指按揉肩后及下部疼痛部位（图 5-7B），力量由小到大，按揉 3~5 次，以指下条索感减轻或消失为宜。

适应证：肩周炎，肩后及下方急性扭伤或慢性劳损，慢性劳损需要配合肩后及下方牵伸及功能位动推疗法等。

注意事项：

1. 本手法治疗师右手按压的部位多为表浅肌肉慢性损伤引起的疼痛区域，如背阔肌、三角肌后部纤维及肱三头肌长头。如果治疗师能精确判断是哪块肌肉引起的疼痛，则根据其相应肌的起止点按其肌腹，并根据其对应肌肉深浅把握力度。

2. 鉴于肩部问题经常影响前臂活动，颈椎问题也会引起肩痛，治疗师需要在颈椎棘突旁、肩胛及颈肩部进行按压，以缓解邻近部位带来的肩部不适感。如果是肩关节急慢性损伤,右手按压的部位主要是关节囊及其周围韧带。

3. 本手法为抗阻运动,每次操作需要引导患者尽可能用力,勿用力过猛,或用力过小。

4. 治疗师主动施力由小到大,力度根据治疗师耐受能力为准,一般按揉 3~5 次。

5. 治疗师手指按压不宜暴力或次数过多,避免术后肿胀。

二、肩后及下方牵伸下动推疗法

患者体位:坐位。

治疗师位置:站立于患者患侧后方。

起始姿势:患者患侧肘关节最大限度地屈曲,肩前屈至最大程度,患者手尽量去摸自己左侧肩胛骨。治疗师右手手心朝后,握住患者肘关节(图 5-8A)。

操作手法:治疗师右手向后牵拉患者上臂,同时左手示指、中指按揉肩后下侧疼痛部位(图 5-8B),按揉力度由小到大,按揉 3~5 次,以指下条索感减轻或消失为宜。

适应证:肩周炎,肩后下急性扭伤或慢性劳损,慢性劳损需要配合肩后下抗阻和功能位动推疗法等。

注意事项:

1. 本手法治疗师右手按压的部位多为表浅肌肉慢性损伤引起的疼痛区域,如背阔肌、三角肌后部纤维及肱三头肌长头。如果治疗师能精确判断是哪块肌肉引起的疼痛,则根据相应肌的起止点按其肌腹,并根据其对应肌肉深浅把握力度。

2. 鉴于肩部问题经常影响前臂活动,颈椎也会引起肩

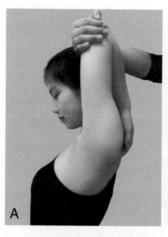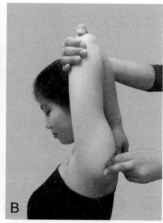

图 5-8 肩后及下方牵伸下动推疗法

A. 肩后及下方牵伸位起始姿势；B. 肩后及下方牵伸下动推疗法

痛,治疗师需要在颈椎棘突旁、肩胛及颈肩部进行按压,以缓解邻近部位带来的肩部不适感。

3. 本手法中为被动活动,不需要患者配合,勿紧张,注意放松就好。

4. 治疗师左手按压轻重交替进行,需要注意与右手用力配合进行。

5. 治疗师左侧手指按压不宜暴力或次数过多,避免术后肿胀。

三、肩后及下方功能位动推疗法

患者体位:站立位。

治疗师位置:站于患者患侧后方。

起始姿势:患者手持哑铃,后伸肩关节、屈曲肘关节(图

5-9A)。

操作手法:患者手持不同重量的哑铃主动用力后伸肩关节,同时治疗师右手示指、中指按揉肩后下侧疼痛部位(图5-9B),按揉力度由小到大,按揉 3~5 次,以指下条索感减轻或消失为宜。

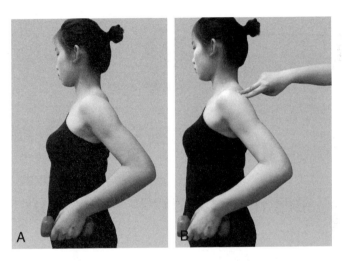

图 5-9　肩后及下方功能位动推疗法
A. 肩后及下方功能位起始姿势;B. 肩后及下方功能位动推疗法

适应证:肩周炎,肩后下急性扭伤或慢性劳损,慢性劳损需要配合肩后下抗阻和牵伸位动推疗法等。

注意事项:

1. 治疗师右手按压的肌束有背阔肌、三角肌后部纤维及肱三头肌长头的痛点。如果治疗师能精确判断是哪块肌肉引起的疼痛,则根据其相应肌的起止点按其肌腹,并根据其对应肌肉深浅把握力度。

2. 鉴于肩部问题经常影响前臂活动,颈椎也会引起肩痛,治疗师需要在颈椎棘突旁、肩胛及颈肩部进行按压,以缓解邻近部位带来的肩部不适感。

3. 肩后伸位功能性活动包括肩后伸推门以及后伸系胸罩、搓澡等,因此在手法操作时需要在这些功能动作状态下加强动推手法。

4. 本手法为主动动推疗法与被动动推疗法的结合,需要患者与治疗师紧密配合,患者勿紧张,注意放松就好,治疗师在施治的过程中需询问患者的感受,适当调整用力。

5. 治疗师右手按压轻重交替进行。

6. 治疗师右侧手指按压不宜暴力或次数过多,避免术后肿胀。

第四节　肩关节松动下动推疗法

患者体位:坐位。

治疗师位置:站于患者患侧。

起始姿势:患者肩关节自然放松,肘关节屈曲 90°。治疗师的助手左手置于患者上臂近端内侧腋窝处,右手置于患者上臂远端外侧肘关节处(图 5-10A)。

操作手法:患者自然放松,治疗师的助手左手用力向外侧牵拉上臂,右手用力施加向患者身体正中线的推力,同时治疗师右手示指、中指按住肩部疼痛部位(图 5-10B),力量由小到大,按揉 3~5 次,以指下条索感减轻或消失为宜。

适应证:肩关节慢性劳损、肩关节周围炎的中后期及风湿性关节炎等关节内粘连病症。

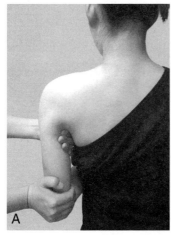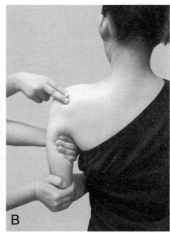

图 5-10　肩关节松动下动推疗法
A. 肩关节松动下动推起始姿势；B. 肩关节松动下动推疗法

注意事项：

1. 本手法主要针对肩关节慢性病等产生的关节粘连挛缩，主要是分离盂肱关节，以达到松解肩关节粘连的目的，以恢复肩关节的关节活动度。

2. 本手法为关节松动手法，每次操作需要询问患者的感受，勿用力过猛，或用力过小。在实施手法的过程中，动作应轻柔缓慢。另外，在关节松动的过程中，需要一名助手将患者的上臂向外侧用力拉，以分离盂肱关节。治疗师应与助手随时交流以保证默契配合完成治疗任务。

3. 治疗师主动施力由小到大，力度根据治疗师耐受能力为准，按揉 3~5 次。

4. 治疗师手指按压不宜暴力或次数过多，避免术后肿胀。

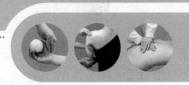

第六章

肘部动推疗法

第一节　肘部前方动推疗法

一、肘部前方抗阻力动推疗法

患者体位：站立位。

治疗师位置：站立于患者患侧。

起始姿势：患者患侧肩外展，肘关节屈曲，手微握拳。治疗师右手手心向治疗师方向，握住患者前臂远端内侧（图6-1A）。

操作手法：患者主动用力屈曲肘关节，治疗师右手给予阻力，同时左手示指、中指按揉疼痛部位，阻力由小到大，按揉3~5次，以指下条索感减轻或消失为宜（图6-1B）。

适应证：肱二头肌、肱肌急慢性损伤，肱二头肌长头腱鞘炎，肘关节骨关节炎等。

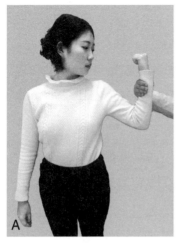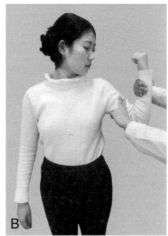

图 6-1　肘部前方抗阻力动推疗法

A.肘部前方抗阻力起始姿势;B.肘部前方抗阻力动推疗法

注意事项:

1. 本手法中治疗师左手按压的部位通常为肱二头肌、肱肌肌腹或起止点,如果治疗师能精确判断是哪一部位肌束劳损,则按压相应的肌起止点或肌腹,抗阻力时前臂中立位或旋后位依肌纤维功能而定。

2. 肘关节骨关节炎时,通常按压的部位也可以是肘窝内的关节囊组织。

3. 本手法为主动运动,每次操作需要患者和治疗师密切配合,勿用力过猛,或用力过小,具体大小以不引起明显疼痛为准。

4. 患者主动活动用力由小到大,速率根据治疗师指令而定,一般 3~5 次。

5. 治疗师手指按压不宜暴力或次数过多,避免术后肿胀。

二、肘部前方牵伸下动推疗法

患者体位：站立位。

治疗师位置：站立于患者患侧。

起始姿势：患者肩外展，肘关节伸直，腕关节悬空，治疗师右手手心向下，握住患侧前臂远端外侧（图 6-2A）。

操作手法：治疗师右手用力伸展患者肘关节，左手示指、中指同时按揉疼痛部位，按揉力度由小到大，按揉 3~5 次，以指下条索感减轻或消失为宜（图 6-2B）。

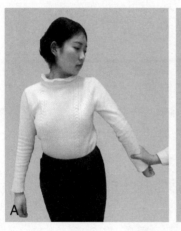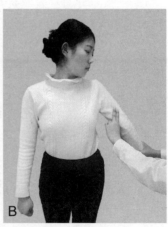

图 6-2　肘部前方牵伸下动推疗法
A. 肘部前方牵伸下起始姿势；B. 肘部前方牵伸下动推疗法

适应证：肱二头肌、肱肌急慢性损伤，肱二头肌长头腱鞘炎，肘关节骨关节炎等。

注意事项：

1. 本手法中治疗师左手按压的部位通常为肱二头肌、

肱肌肌腹或起止点,如果治疗师能精确判断是哪一部位肌束劳损,则按压相应的肌起止点或肌腹,牵伸时前臂中立位或旋前位依肌纤维功能而定。

2. 肘关节骨关节炎时,通常按压的部位也可以是肘窝内的关节囊组织。

3. 本手法中为被动活动,不需要患者配合,勿紧张,注意放松就好。

4. 治疗师左手按压轻重交替,需要注意与右手用力配合进行。

5. 治疗师左侧手指按压不宜暴力或次数过多,避免术后肿胀。

三、肘部前方功能性活动下动推疗法

患者体位:站立位。

治疗师位置:站立于患者患侧。

起始姿势:患者患侧手持哑铃,肩稍外展、肘关节屈曲(图 6-3A)。

操作手法:患者手持不同重量的哑铃主动用力做肘关节屈曲活动,同时治疗师左手示指、中指按揉疼痛部位,按揉力度由小到大,按揉 3~5 次,以指下疼痛减轻或消失为宜(图 6-3B)。

适应证:肱二头肌、肱肌急慢性损伤,肱二头肌长头腱鞘炎,肘关节骨关节炎等。

注意事项:

1. 本手法中治疗师左手按压的部位通常为肱二头肌、肱肌肌腹或起止点,如果治疗师能精确判断是哪一部位肌束

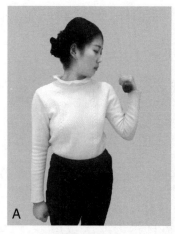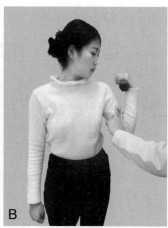

图 6-3　肘部前方功能性活动下动推疗法

A. 肘部前方功能性活动起始姿势；B. 肘部前方功能性活动
下动推疗法

劳损,则按压相应的肌起止点或肌腹,抗阻力时前臂中立位
或旋后位依肌纤维功能而定。

2. 鉴于颈肩部问题经常影响前臂活动,治疗师左手按
压的部位有时需要在颈椎棘突旁或肩胛处。肘关节骨关节
炎时,按压的部位也可以是肘窝内的关节囊组织。

3. 肘前侧的功能性活动包括伸手够物、擦玻璃、持重物
等,动推疗法需要在这些活动中进行。

4. 本手法中为主动运动,每次操作需要患者和治疗师
密切配合,勿用力过猛,或用力过小,具体大小以不引起明显
疼痛为准。

5. 患者主动活动用力由小到大,速率根据治疗师指令
而定,一般 3~5 次。

6. 治疗师手指按压不宜暴力或次数过多,避免术后
肿胀。

第二节　肘部后方动推疗法

一、肘部后方抗阻力动推疗法

患者体位：站立位。

治疗师位置：站立于患者患侧外侧。

起始姿势：患者患侧肩外展90°，肘关节屈曲90°，手自然握拳，治疗师右手手心向患者方向，握住患者前臂远端（图6-4A）。

操作手法：患者主动用力伸直肘关节，治疗师右手给予阻力，同时左手示指、中指按揉疼痛部位，阻力由小到大，按揉3~5次，以指下条索感减轻或消失为宜（图6-4B）。

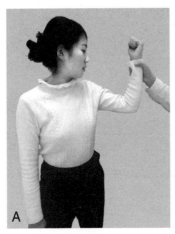 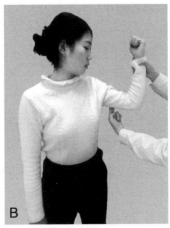

图6-4　肘部后方抗阻力动推疗法

A.肘部后方抗阻力起始姿势；B.肘部后方抗阻力动推疗法

适应证:肱三头肌、肘肌急慢性损伤,尺骨鹰嘴滑囊炎,肘关节骨关节炎等。

注意事项:

1. 本手法中治疗师左手按压的部位通常为肱三头肌、肘肌肌腹或起止点,如果治疗师能精确判断是肌束哪一部位劳损,则按压相应的肌腹部位。

2. 肘关节骨关节炎时,通常按压的部位也可以是鹰嘴窝内或肱桡关节的关节囊组织。

3. 本手法为主动运动,每次操作需要患者和治疗师密切配合,勿用力过猛,或用力过小,具体大小以不引起明显疼痛为准。

4. 患者主动活动用力由小到大,速率根据治疗师指令而定,一般 3~5 次。

5. 治疗师手指按压不宜暴力或次数过多,避免术后肿胀。

二、肘部后方牵伸下动推疗法

患者体位:站立位。

治疗师位置:站立于患者患侧。

起始姿势:患者肩外展 90°,肘关节屈曲,手微握拳,治疗师右手手心向下,握住患侧前臂远端(图 6-5A)。

操作手法:治疗师右手用力向下按压患者前臂,使其肘关节屈曲至最大程度,同时左手示指、中指按揉疼痛部位,按揉力度由小到大,按揉 3~5 次,以指下条索感减轻或消失为宜(图 6-5B)。

适应证:肱三头肌、肘肌急慢性损伤,尺骨鹰嘴滑囊炎,肘关节骨关节炎等。

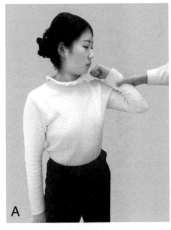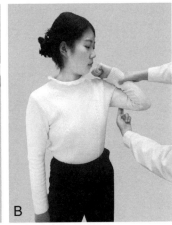

图 6-5　肘部后方牵伸下动推疗法

A.肘部后方牵伸起始姿势;B.肘部后方牵伸下动推疗法

注意事项:

1. 本手法中治疗师左手按压的部位通常为肱三头肌、肘肌肌腹或起止点,如果治疗师能精确判断是肌束哪一部位劳损,则按压相应的肌腹部位。

2. 肘关节骨关节炎时,通常按压的部位也可以是鹰嘴窝内或肱桡关节的关节囊组织。

3. 本手法中为被动活动,不需要患者配合,勿紧张,注意放松就好。

4. 治疗师左手按压轻重交替,需要注意与右手用力配合进行。

5. 治疗师左侧手指按压不宜暴力或次数过多,避免术后肿胀。

三、肘部后方功能活动下动推疗法

患者体位：站立位。

治疗师位置：站立于患者患侧。

起始姿势：患者手持哑铃，肩稍外展、肘关节伸直（图6-6A）。

操作手法：患者手持哑铃主动用力使肘关节伸直，同时治疗师右手示指、中指按揉疼痛部位，按揉力度由小到大，按揉3~5次，以指下疼痛感减轻或消失为宜（图6-6B）。

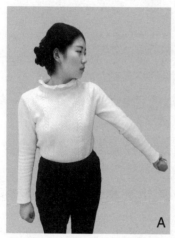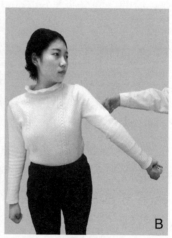

图6-6　肘部后方功能活动下动推疗法

A.肘部后方功能活动起始姿势；B.肘部后方功能活动下动推疗法

适应证：肱三头肌、肘肌急慢性损伤，尺骨鹰嘴滑囊炎，肘关节骨关节炎等。

注意事项：

1. 本手法中治疗师右手按压的部位通常为肱三头肌、肘肌肌腹或起止点，如果治疗师能精确判断是肌束哪一部位劳损，则按压相应的肌腹部位。

2. 鉴于颈肩部问题经常影响前臂活动，治疗师右手按压的部位有时需要在颈椎棘突旁或肩胛处。肘关节骨关节炎时，通常按压的部位也可以是鹰嘴窝内或肱桡关节的关节囊组织。

3. 肘后侧的功能性活动包括伸手购物、擦玻璃、持重物等，动推疗法需要在这些活动中进行。

4. 本手法中为主动运动，每次操作需要患者和治疗师密切配合，勿用力过猛，或用力过小，具体大小以不引起明显疼痛为准。

5. 患者主动活动用力由小到大，速率根据治疗师指令而定，一般3~5次。

6. 治疗师手指按压不宜暴力或次数过多，避免术后肿胀。

第三节　前臂旋前动推疗法

一、前臂旋前抗阻力下动推疗法

患者体位： 站立位。

治疗师位置： 站立于患者患侧。

起始姿势： 患者患侧肩外展，屈肘30°~60°，拟做前臂旋前动作。治疗师左手手心朝上，五指并拢，置于患侧前臂远端(图 6-7A)。

操作手法:患者主动用力做旋前动作,治疗师左手给予阻力,右手示指、中指同时按揉前臂外侧疼痛部位,阻力由小到大,按揉 3~5 次,以指下疼痛感减轻或消失为宜(图 6-7B)。

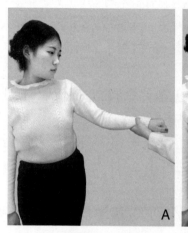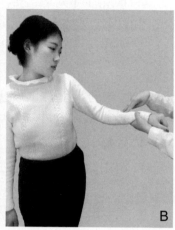

图 6-7　前臂旋前抗阻力下动推疗法

A. 前臂旋前抗阻力起始姿势;B. 前臂旋前抗阻力下动推疗法

适应证:旋前圆肌、旋前方肌急慢性损伤,桡尺关节错缝等。

注意事项:

1. 本手法中治疗师右手按压的部位通常为旋前圆肌、旋前方肌肌腹或起止点,如果治疗师能精确判断肌束哪一部位劳损,则按压相应的肌腹部位。

2. 桡尺关节错缝时,按压部位需要在桡尺近侧或远侧关节之间。

3. 本手法中为主动运动,每次操作需要患者和治疗师密切配合,勿用力过猛,或用力过小,具体大小以不引起明显疼痛为准。

4. 患者主动活动用力由小到大,速率根据治疗师指令而定,一般 3~5 次。

5. 治疗师手指按压不宜暴力或次数过多,避免术后肿胀。

二、前臂旋前牵伸下动推疗法

患者体位:站立位。

治疗师位置:站立于患者患侧。

起始姿势:嘱患者患侧上肢屈肘 90°,处于前臂旋后位置。治疗师左手手心朝下,五指并拢,置于患侧前臂远端(图6-8A)。

操作手法:治疗师左手向下用力做旋后方向牵伸,右手同时按揉前臂近侧疼痛部位,阻力由小到大,按揉 3~5 次,以

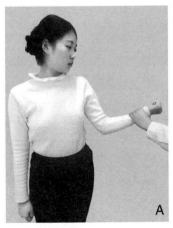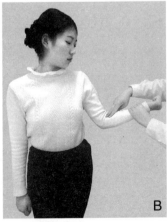

图 6-8　前臂旋前牵伸下动推疗法
A.前臂旋前牵伸起始姿势;B.前臂旋前牵伸下动推疗法

指下疼痛感减轻或消失为宜(图 6-8B)。

适应证:旋前圆肌、旋前方肌急慢性损伤,桡尺关节错缝等。

注意事项:

1. 本手法中治疗师右手按压的部位通常为旋前圆肌、旋前方肌肌腹或起止点,如果治疗师能精确判断是肌束哪一部位劳损,则按压相应的肌腹部位。

2. 桡尺关节错缝时,按压部位需要在桡尺近侧或远侧关节之间。

3. 本手法中为被动活动,不需要患者配合,勿紧张,注意放松就好。

4. 治疗师右手按压轻重交替,需要注意与左手用力配合进行。

5. 治疗师右侧手指按压不宜暴力或次数过多,避免术后肿胀。

三、前臂旋前功能位下动推疗法

患者体位:站立位。

治疗师位置:站于患者患侧。

起始姿势:嘱患者患侧上肢屈肘 90°,手持哑铃,拟做前臂旋前活动(图 6-9A)。

操作手法:患者主动做前臂旋前动作,对抗不同重量的哑铃,治疗师右手示指、中指按揉旋前圆肌及疼痛部位,力量由小到大,按揉 3~5 次,以指下条索感减轻或消失为宜(图6-9B)。

适应证:旋前圆肌、旋前方肌急慢性损伤,桡尺关节错

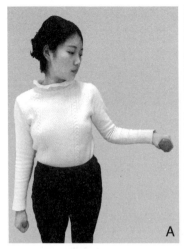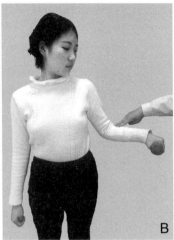

图 6-9　前臂旋前功能位下动推疗法

A. 前臂旋前功能位起始姿势;B. 前臂旋前功能位下动推疗法

缝等。

注意事项:

1. 本手法中治疗师右手按压的部位通常为旋前圆肌、旋前方肌肌腹或起止点,如果治疗师能精确判断是肌束哪一部位劳损,则按压相应的肌腹部位。

2. 桡尺关节错缝时,按压部位需要在桡尺近侧或远侧关节之间。

3. 前臂旋转的功能性活动包括翻书、钉钉子、划船等,动推疗法需要在这些活动中进行。

4. 本手法中为主动运动,每次操作需要患者和治疗师密切配合,勿用力过猛,或用力过小,具体大小以不引起明显疼痛为准。

5. 患者主动活动用力由小到大,速率根据治疗师指令而定,一般 3~5 次。

6. 治疗师手指按压不宜暴力或次数过多,避免术后肿胀。

第四节　前臂旋后动推疗法

一、前臂旋后抗阻力下动推疗法

患者体位:站立位。

治疗师位置:站于患者患侧。

起始姿势:嘱患者患侧上肢屈肘90°,前臂拟旋后位活动。治疗师左手手心朝下,五指并拢,置于患者前臂远端(图6-10A)。

操作手法:患者主动用力做旋后动作,治疗师左手给

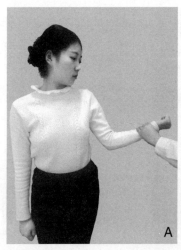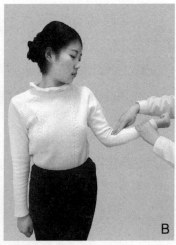

图 6-10　前臂旋后抗阻力下动推疗法

A.前臂旋后抗阻力起始姿势;B.前臂旋后抗阻力下动推疗法

予阻力,右手示指、中指同时按揉前臂近侧疼痛部位,阻力由小到大,按揉 3~5 次,以指下疼痛感减轻或消失为宜(图6-10B)。

适应证:旋后肌急慢性损伤,网球肘,桡尺关节错缝等。

注意事项:

1. 本手法中治疗师右手按压的部位通常为旋后肌肌腹或起止点,如果治疗师能精确判断是肌束哪一部位劳损,则按压相应的肌腹部位。

2. 桡尺关节错缝时,按压部位需要在桡尺近侧或远侧关节之间。

3. 本手法中为主动运动,每次操作需要患者和治疗师密切配合,勿用力过猛,或用力过小,具体大小以不引起明显疼痛为准。

4. 患者主动活动用力由小到大,速率根据治疗师指令而定,一般 3~5 次。

5. 治疗师手指按压不宜暴力或次数过多,避免术后肿胀。

二、旋后牵伸下动推疗法

患者体位:站立位。

治疗师位置:站于患者患侧。

起始姿势:患者患侧上肢屈肘 30°~60°,前臂处于旋前位。治疗师左手手心朝上,五指并拢,置于患侧前臂远端(图6-11A)。

操作手法:治疗师左手向下用力做旋前方向最大牵伸,右手同时按揉前臂近侧疼痛部位,阻力由小到大,按揉 3~5

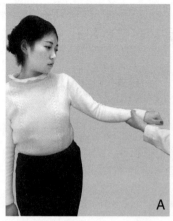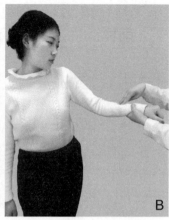

图 6-11　前臂旋后牵伸下动推疗法

A.前臂旋后牵伸起始姿势;B.前臂旋后牵伸下动推疗法

次,以指下疼痛感减轻或消失为宜(图 6-11B)。

适应证:旋后肌急慢性损伤,网球肘,桡尺关节错缝等。

注意事项:

1. 本手法中治疗师右手按压的部位通常为旋后肌肌腹或起止点,如果治疗师能精确判断是肌束哪一部位劳损,则按压相应的肌腹部位。

2. 桡尺关节错缝时,按压部位需要在桡尺近侧或远侧关节之间。

3. 本手法中为被动活动,不需要患者配合,勿紧张,注意放松就好。

4. 治疗师右手按压轻重交替,需要注意与左手用力配合进行。

5. 治疗师右侧手指按压不宜暴力或次数过多,避免术后肿胀。

三、前臂旋后功能位下动推疗法

患者体位：站立位。

治疗师位置：站于患者患侧。

起始姿势：患者患侧上肢屈肘 90°，手持哑铃，拟做前臂旋后动作（图 6-12A）。

操作手法：患者主动做前臂旋后动作，对抗不同重量的哑铃，同时治疗师左手示指、中指按揉旋后肌疼痛部位，力量由小到大，按揉 3~5 次，以指下条索感减轻或消失为宜。（图 6-12B）

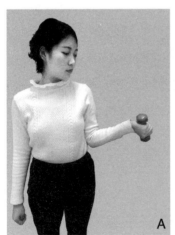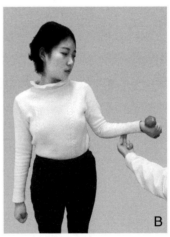

图 6-12　前臂旋后功能位动推疗法

A. 前臂旋后功能位起始姿势；B. 前臂旋后功能位动推疗法

适应证：旋后肌急慢性损伤，网球肘，桡尺关节错缝等。

注意事项：

1. 本手法中治疗师左手按压的部位通常为旋后肌肌腹

或起止点,如果治疗师能精确判断是肌束哪一部位劳损,则按压相应的肌腹部位。

2. 桡尺关节错缝时,按压部位需要在桡尺近侧或远侧关节之间。

3. 前臂旋转的功能性活动包括翻书、钉钉子、划船等,动推疗法需要在这些活动中进行。

4. 本手法中为主动运动,每次操作需要患者和治疗师密切配合,勿用力过猛,或用力过小,具体大小以不引起明显疼痛为准。

5. 患者主动活动用力由小到大,速率根据治疗师指令而定,一般 3~5 次。

6. 治疗师手指按压不宜暴力或次数过多,避免术后肿胀。

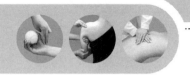

第七章
腕及手部动推疗法

第一节　腕桡侧动推疗法

一、腕桡侧抗阻力动推疗法

患者体位：坐位，手置于床面。

治疗师位置：坐于患者一侧。

起始姿势：患者手心朝下，放于床面或桌面，腕关节向拇指侧屈。治疗师右手放于患者拇指桡侧，以便对抗患者腕关节桡侧屈（图7-1A）。

操作手法：患者主动用力将腕关节偏向桡侧，治疗师右手施加一定阻力对抗患者，阻力由小到大，同时左手示指和中指置于患者腕部或前臂桡侧疼痛处按揉3~5次，以指下条索感减轻或消失为宜（图7-1B）。

适应证：腕部桡侧急性扭伤或慢性劳损，如桡侧腕屈肌炎症、桡骨茎突狭窄性腱鞘炎、骨关节炎、骨折后遗症等。慢

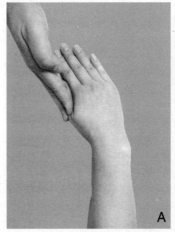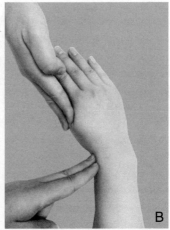

图 7-1 腕桡侧抗阻力动推疗法

A.腕桡侧抗阻力起始姿势;B.腕桡侧抗阻力动推疗法

性劳损需要配合腕桡侧牵伸下动推疗法等。

注意事项:

1. 本手法治疗师左手按压的部位多为表浅肌肉肌无力引起的疼痛,如桡侧腕屈肌、桡侧腕伸肌、拇长展肌、拇长伸肌。若是桡侧腕屈肌,桡偏时屈曲腕关节抗阻力;若是桡侧腕伸肌,则桡偏时背伸腕关节抗阻力。如果治疗师能精确判断是哪块肌肉引起的疼痛,则根据其肌肉解剖结构按相应肌的起止点或肌腹,并根据其对应肌肉深浅把握力度。

2. 如果是关节急慢性损伤,左手按压的部位主要是关节囊及其周围韧带。

3. 本手法中为主动运动,每次操作需要患者和治疗师密切配合,勿用力过猛,或用力过小。

4. 患者主动活动用力由小到大,速率根据治疗师指令

而定,一般 3~5 次。

5. 治疗师手指按压不宜暴力或次数过多,避免术后肿胀。

二、腕桡侧牵伸动推疗法

患者体位:坐位,手放于床沿。

治疗师位置:坐于患者患侧。

起始姿势:患者患侧腕关节自然放松。治疗师左手握住患者手部,拟向腕尺侧牵拉腕关节(图 7-2A)。

操作手法:治疗师左手握住患者手部,向腕关节尺侧施加压力,牵拉桡侧肌群,同时右手示指和中指置于患者腕部或前臂桡侧疼痛处按揉 3~5 次,以指下条索感减轻或消失为宜(图 7-2B)。

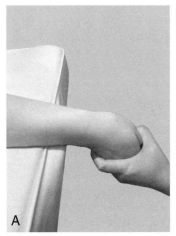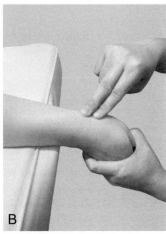

图 7-2　腕桡侧牵伸动推疗法
A.腕桡侧牵伸起始姿势 B.腕桡侧牵伸下动推疗法

　　适应证:腕部桡侧急性扭伤或慢性劳损,如桡侧腕屈肌炎症、桡骨茎突狭窄性腱鞘炎、骨关节炎、骨折后遗症等。

　　注意事项:

　　1. 本手法治疗师右手按压的部位多为表浅肌肉痉挛引起的疼痛,如桡侧腕屈肌、桡侧腕伸肌、拇长展肌、拇长伸肌。若是桡侧腕屈肌,尺偏时背伸位牵伸;若是桡侧腕伸肌,则尺偏时腕关节屈曲位牵伸。如果治疗师能精确判断是哪块肌肉引起的疼痛,则根据其肌肉解剖结构牵拉相应肌的起止点、按其肌腹,并根据其对应肌肉深浅把握力度。

　　2. 如果是关节急慢性损伤,右手按压的部位主要是关节囊及其周围韧带。

　　3. 本手法中为被动活动,不需要患者配合,勿紧张,注意放松就好。

　　4. 治疗师右手按压轻重交替进行,需要注意与左手用力配合进行。

　　5. 治疗师右侧手指按压不宜暴力或次数过多,避免术后肿胀。

三、腕桡侧功能位动推疗法

　　患者体位:坐位,手放于床沿。

　　治疗师位置:坐于患者患侧。

　　起始姿势:患者手持哑铃,腕关节略尺偏(图 7-3A)。

　　操作手法:患者手持不同重量的哑铃用力桡偏,同时治疗师右手示指和中指按揉患者腕部或前臂桡侧疼痛处 3~5次,以指下条索感减轻或消失为宜(图 7-3B)。

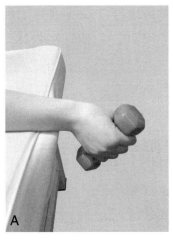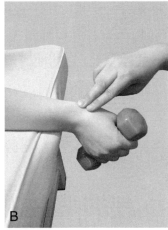

图 7-3　腕桡侧功能位动推疗法

A.腕桡侧功能位起始姿势；B.腕桡侧功能位动推疗法

适应证：腕部桡侧急性扭伤或慢性劳损，如桡侧腕屈肌炎症、桡骨茎突狭窄性腱鞘炎、骨关节炎、骨折后遗症等。

注意事项：

1. 本手法治疗师右手按压的部位可为表浅肌肉长期处于功能位引起的疼痛，如桡侧腕屈肌、桡侧腕伸肌、拇长展肌、拇长伸肌。如果治疗师能精确判断是哪块肌肉引起的疼痛，则根据其肌肉解剖结构按相应肌的起止点或肌腹，并根据其对应肌肉深浅把握力度。

2. 如果是腕关节急、慢性损伤，右手按压的部位主要是关节囊及其周围韧带。

3. 本手法中为主动运动，每次操作需要患者和治疗师密切配合，勿用力过猛，或用力过小。

4. 患者主动活动用力由小到大，速率根据治疗师指令而定，一般 3~5 次。

5. 治疗师手指按压不宜暴力或次数过多,避免术后肿胀。

6. 此外患者可以通过多组动作练习,如打乒乓球,来达到锻炼桡侧腕屈肌、桡侧腕伸肌的目的,动推疗法也可以在这些活动下进行。

第二节　腕尺侧动推疗法

一、腕尺侧抗阻力动推疗法

患者体位:坐位,手置于床面。

治疗师位置:坐于患者患侧。

起始姿势:患者手心朝下,放于床面,腕关节拟向小指侧屈;治疗师助手的左手放于患者小指外侧,以便对抗患者腕关节尺偏(图 7-4A)。

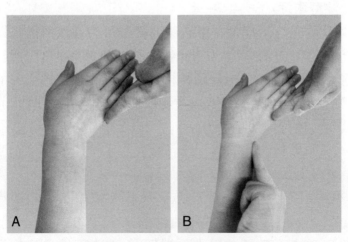

图 7-4　腕尺侧抗阻力动推疗法
A. 腕尺侧抗阻力起始姿势;B. 腕尺侧抗阻力动推疗法

操作手法:患者主动用力向小指侧屈,助手施加一定阻力对抗患者腕关节尺偏,阻力由小到大,同时治疗师一手示指和中指置于患者腕部尺侧疼痛处按揉 3~5 次,以指下条索感减轻或消失为宜(图 7-4B)。

适应证:腕尺侧急性扭伤或慢性劳损,如三角软骨损伤、尺侧肌群受损、骨关节炎或骨折后遗症。

注意事项:

1. 本手法治疗师左手按压的部位多为表浅肌肉肌无力引起的疼痛区域,如尺侧腕屈肌、尺侧腕伸肌。若是尺侧腕屈肌,需要尺偏时屈曲腕关节抗阻力;若是尺侧腕伸肌,则尺偏时背伸腕关节抗阻力。如果治疗师能精确判断是哪块肌肉引起的疼痛,则根据其肌肉解剖结构按相应肌的起止点或肌腹,并根据其对应肌肉深浅把握力度。

2. 如果腕三角纤维软骨损伤或骨关节炎,按压部位多为腕关节尺侧韧带、关节囊。

3. 本手法中为主动运动,每次操作需要患者和治疗师密切配合,勿用力过猛,或用力过小。

4. 患者主动活动用力由小到大,速率根据治疗师指令而定,一般 3~5 次。

5. 治疗师手指按压不宜暴力或次数过多,避免术后肿胀。

二、腕尺侧牵伸动推疗法

患者体位:坐位,手放于床沿。

治疗师位置:坐于患者患侧。

起始姿势:患者患侧腕关节自然放松。治疗师左手握住患者手部（图 7-5A）。

操作手法：治疗师左手向腕关节桡侧施加压力，牵拉尺侧肌群，同时右手示指和中指置于患者腕部或前臂尺侧疼痛处按压 3~5 次，以指下条索感减轻或消失为宜（图 7-5B）。

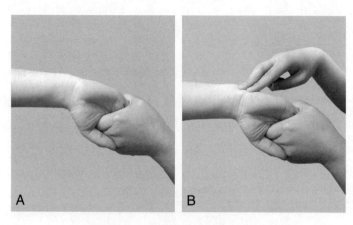

图 7-5　腕尺侧牵伸动推疗法
A. 腕尺侧牵伸起始姿势；B. 腕尺侧牵伸动推疗法

适应证：腕部尺侧急性扭伤或慢性劳损，如三角软骨损伤、尺侧肌群受损、骨关节炎或骨折后遗症。

注意事项：

1. 本手法治疗师右手按压的部位多为表浅肌肉痉挛引起的疼痛区域，如尺侧腕屈肌、尺侧腕伸肌。若是尺侧腕屈肌痉挛，需要桡偏时背伸腕关节牵伸；若是桡侧腕伸肌痉挛，则需要尺偏时屈曲腕关节牵伸。如果治疗师能精确判断是哪块肌肉引起的疼痛，则根据其肌肉解剖结构牵拉相应肌的起止点、按其肌腹，并根据其对应肌肉深浅把握力度。

2. 如果腕三角纤维软骨损伤或骨关节炎，按压部位多为腕关节尺侧韧带、关节囊。

3. 本手法中为被动活动,不需要患者配合,勿紧张,注意放松就好。

4. 治疗师右手按压轻重交替进行,需要注意与左手用力配合进行。

5. 治疗师右侧手指按压不宜暴力或次数过多,避免术后肿胀。

三、腕尺侧功能位动推疗法

患者体位:站立位。

治疗师位置:坐于患者患侧。

起始姿势:患者患侧手持哑铃,拟做腕关节尺偏动作(图7-6A)。

操作手法:患者手持不同重量的哑铃用力向小指侧屈,同时治疗师右手示指和中指置于患者腕部尺侧疼痛处按压3~5次,以指下条索感或疼痛减轻、消失为宜(图7-6B)。

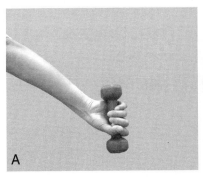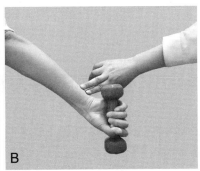

图 7-6　腕尺侧功能位动推疗法
A.腕尺侧功能位起始姿势;B.腕尺侧功能位动推疗法

适应证:腕部尺侧急性扭伤或慢性劳损,如三角软骨损伤、尺侧肌群受损、骨关节炎或骨折后遗症。

注意事项:

1. 本手法治疗师右手按压的部位可为表浅肌肉长期处于功能位引起的疼痛区域,如尺侧腕屈肌、尺侧腕伸肌。如果治疗师能精确判断是哪块肌肉引起的疼痛,则根据其肌肉解剖结构按相应肌的起止点或肌腹,并根据其对应肌肉深浅把握力度。

2. 如果腕三角纤维软骨损伤或骨关节炎,按压部位多为腕关节尺侧韧带、关节囊。

3. 本手法中为主动运动,每次操作需要患者和治疗师密切配合,勿用力过猛,或用力过小。

4. 患者主动活动用力由小到大,速率根据治疗师指令而定,一般3~5次。

5. 治疗师手指按压不宜暴力或次数过多,避免术后肿胀。

6. 此外,患者可以通过多组动作练习,如手背弹珠、反手打乒乓球或羽毛球等来达到锻炼尺侧腕屈肌、尺侧腕伸肌的目的,动推疗法也可以在这些姿势下进行。

第三节　腕关节背侧动推疗法

一、腕关节背侧抗阻力动推疗法

患者体位:坐位,手置于床面。
治疗师位置:坐于患者患侧。

起始姿势：患者患侧手心朝下，放于床面，拟腕关节背伸。治疗师右手放于患者手背，以便对抗患者腕关节背伸（图7-7A）。

操作手法：患者主动用力背伸腕关节，治疗师右手施加一定阻力对抗患者腕关节背伸，同时左手示指和中指置于患者腕部或前臂背侧疼痛处按揉，阻力由小到大，以指下条索感减轻或消失为宜（图7-7B）。

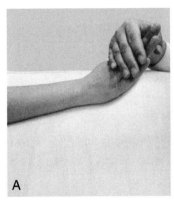 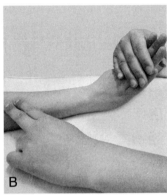

图7-7　腕关节背侧抗阻力动推疗法

A.腕关节背侧抗阻力起始姿势；B.腕关节背侧抗阻力动推疗法

适应证：腕背侧急性扭伤或慢性劳损，如腱鞘囊肿、网球肘、旋后肌综合征、骨关节炎或骨折后遗症。

注意事项：

1. 本手法治疗师左手按压的部位多为肌肉无力引起的疼痛区域，如示指伸肌、小指伸肌等。如果治疗师能精确判断是哪块肌肉引起的疼痛，则根据其肌肉解剖结构按相应肌的起止点或肌腹，并根据其对应肌肉深浅把握力度。抗阻力时活动受累的手指。

2. 如果是旋后肌受损,则不是抗阻力背伸,而是抗阻力旋后,按压的也是旋后肌。

3. 本手法中为主动运动,每次操作需要患者和治疗师密切配合,勿用力过猛,或用力过小。

4. 患者主动活动用力由小到大,速率根据治疗师指令而定,一般 3~5 次。

5. 治疗师手指按压不宜暴力或次数过多,避免术后肿胀。

二、腕关节背侧牵伸下动推疗法

患者体位:坐位,手放于床沿。

治疗师位置:坐于患者患侧。

起始姿势:患者患侧手心朝下,放于床沿,腕关节放松;治疗师左手放于患者手背,以便使患者腕关节掌屈(图 7-8A)。

操作手法:治疗师左手放于患者手背,向腕关节掌侧施加压力,牵拉前臂背侧肌群,同时右手示指和中指置于患者腕部或前臂背侧疼痛处按压,以指下条索感减轻或消失为宜(图 7-8B)。

适应证:腕部背侧急性扭伤或慢性劳损,如腕伸肌群受损、骨关节炎或骨折后遗症。

注意事项:

1. 本手法治疗师右手按压的部位多为表浅肌肉痉挛引起的疼痛区域,如桡侧腕伸肌、尺侧腕伸肌。若是尺侧腕伸肌,需要桡偏时屈曲腕关节牵伸;若是桡侧腕伸肌,则需要尺偏时屈曲腕关节牵伸。如果治疗师能精确判断是哪块肌肉引起的疼痛,则根据其肌肉解剖结构牵拉相应肌的起止点、

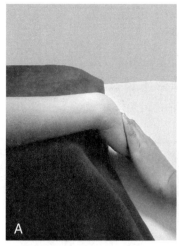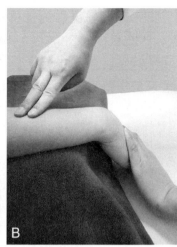

图 7-8　腕关节背侧牵伸下动推疗法

A.腕关节背侧牵伸下起始姿势;B.腕关节背侧牵伸下动推疗法

按其肌腹,并根据其对应肌肉深浅把握力度。

2. 如果腕三角纤维软骨损伤或骨关节炎,按压部位多为腕关节尺侧韧带、关节囊。

3. 本手法中为被动活动,不需要患者配合,勿紧张,注意放松就好。

4. 治疗师右手按压轻重交替进行,需要注意与左手用力配合进行。

5. 治疗师右侧手指按压不宜暴力或次数过多,避免术后肿胀。

三、腕关节背伸功能位动推疗法

患者体位:坐位,手置于床面。

治疗师位置:坐于患者患侧。

　　起始姿势：患者患侧手持哑铃，拟做腕关节背伸动作（图7-9A）。

　　操作手法：患者手持不同重量的哑铃用力主动背伸腕关节，同时治疗师右手示指和中指置于患者腕部背侧疼痛处按压 3~5 次，以指下条索感或疼痛减轻、消失为宜（图 7-9B）。

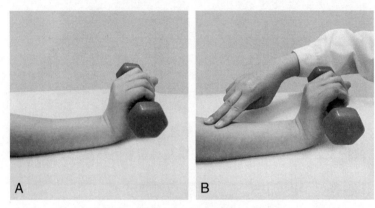

图 7-9　腕关节背伸功能位动推疗法

A. 腕关节背伸功能位起始姿势；B. 腕关节背伸功能位动推疗法

　　适应证：腕部桡侧急性扭伤或慢性劳损，如背侧肌群受损、骨关节炎或骨折后遗症。

　　注意事项：

　　1. 本手法治疗师右手按压的部位可为表浅肌肉长期处于功能位引起的疼痛，如尺侧腕伸肌、桡侧腕长伸肌、桡侧腕短伸肌。如果治疗师能精确判断是哪块肌肉引起的疼痛，则根据其肌肉解剖结构按相应肌的起止点或肌腹，并根据其对应肌肉深浅把握力度。

　　2. 如果腕三角纤维软骨损伤或骨关节炎，按压部位多为腕关节尺侧韧带、关节囊。

3. 本手法中为主动运动,每次操作需要患者和治疗师密切配合,勿用力过猛,或用力过小。

4. 患者主动活动用力由小到大,速率根据治疗师指令而定,一般 3~5 次。

5. 治疗师手指按压不宜暴力或次数过多,避免术后肿胀。

6. 此外,患者可以通过多组动作练习,如手背弹珠、反手打乒乓球或羽毛球等来达到锻炼尺侧腕屈肌、尺侧腕伸肌的目的,动推疗法也可以在这些姿势下进行。

第四节　腕关节掌侧动推疗法

一、腕关节掌侧抗阻力动推疗法

患者体位:坐位,手置于床面。

治疗师位置:站立于患者患侧。

起始姿势:患者患侧手心朝上,放于床面;治疗师左手四指握于患者手心,以便对抗患者腕关节屈曲(图 7-10A)。

操作手法:患者主动用力掌屈腕关节,治疗师左手施加一定阻力对抗患者腕关节背伸,同时右手示指和中指置于患者腕部或前臂掌侧疼痛处按揉,阻力由小到大,以指下条索感减轻或消失为宜(图 7-10B)。

适应证:腕掌侧急性扭伤或慢性劳损,如屈肌总腱炎、旋前圆肌综合征、旋前方肌综合征、腕关节骨关节炎或骨折后遗症等。

注意事项:

1. 本手法治疗师右手按压的部位多为肌肉肌无力引

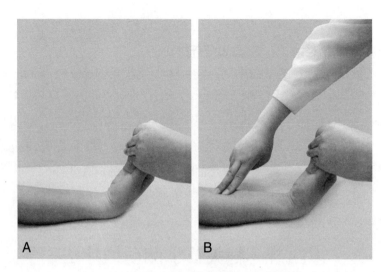

图 7-10 腕关节掌侧抗阻力动推疗法

A.腕关节掌侧抗阻力起始姿势;B.腕关节掌侧抗阻力动推疗法

起的疼痛区域,如尺侧腕屈肌、桡侧腕屈肌、指浅屈肌、指深屈肌等肌无力。如果治疗师能精确判断是哪块肌肉引起的疼痛,则根据其肌肉解剖结构按相应肌的起止点或肌腹,并根据其对应肌肉深浅把握力度。抗阻力时活动具体的手指。

2. 如果是旋前圆肌、旋前方肌受损,则不是抗阻力屈曲,而是抗阻力旋前,按压的也是旋前肌。

3. 本手法中为主动运动,每次操作需要患者和治疗师密切配合,勿用力过猛,或用力过小。

4. 患者主动活动用力由小到大,速率根据治疗师指令而定,一般 3~5 次。

5. 治疗师手指按压不宜暴力或次数过多,避免术后肿胀。

二、腕关节掌侧牵伸下动推疗法

患者体位：坐位，手放于床沿。

治疗师位置：坐于患者患侧。

起始姿势：患者腕关节放松，手心朝外自然垂下；治疗师左手放于患者掌指部，以便向腕关节背侧施加压力（图 7-11A）。

操作手法：治疗师左手向腕关节背侧施加压力，牵拉腕关节屈侧肌群，同时右手示指和中指置于患者腕部或前臂疼痛处按揉，以指下条索感减轻或消失为宜（图 7-11B）。

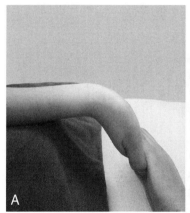 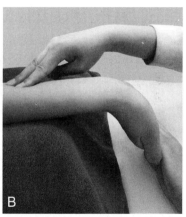

图 7-11　腕关节掌侧牵伸下动推疗法

A. 腕关节掌侧牵伸下起始姿势；B. 腕关节掌侧牵伸下动推疗法

适应证：腕部屈侧急性扭伤或慢性劳损，如腕屈肌群受损、骨关节炎或骨折后遗症。

注意事项：

1. 本手法治疗师右手按压的部位多为前臂屈肌肌肉痉

牵引起的疼痛区域,如尺侧腕屈肌、桡侧腕屈肌、指浅屈肌、指深屈肌等肌无力。如果治疗师能精确判断是哪块肌肉引起的疼痛,则根据其肌肉解剖结构按相应肌的起止点或肌腹,并根据其对应肌肉深浅把握力度。

2. 本手法中为被动活动,不需要患者配合,勿紧张,注意放松就好。

3. 治疗师右手按压轻重交替进行,需要注意与左手用力配合进行。

4. 治疗师右侧手指按压不宜暴力或次数过多,避免术后肿胀。

三、腕关节腕屈功能位动推疗法

患者体位:坐位,手放于床沿。

治疗师位置:坐于患者患侧。

起始姿势:患者患侧手持哑铃,拟做腕关节掌屈动作(图7-12A)。

操作手法:患者手持不同重量的哑铃主动用力屈腕,同时治疗师右手示指和中指置于患者腕部或前臂疼痛处按揉 3~5 次,以指下条索感或疼痛减轻、消失为宜(图7-12B)。

适应证:腕部急性扭伤或慢性劳损,如腕侧屈肌群受损、骨关节炎或骨折后遗症。

注意事项:

1. 本手法治疗师右手按压的部位可为前臂屈侧肌肉长期处于功能位引起的疼痛区域,如尺侧腕屈肌、桡侧腕屈肌、指浅屈肌、指深屈肌等。如果治疗师能精确判断是哪块肌肉

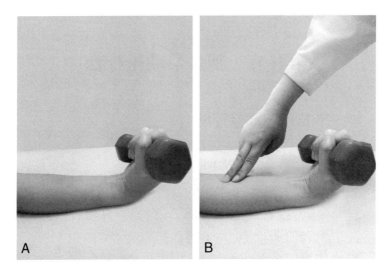

图 7-12　腕关节腕屈功能位动推疗法
A.腕关节腕屈功能位起始姿势;B.腕关节腕屈功能位动推疗法

引起的疼痛,则根据其肌肉解剖结构按相应肌的起止点或肌腹,并根据其对应肌肉深浅把握力度。

　　2. 本手法中为主动运动,每次操作需要患者和治疗师密切配合,勿用力过猛,或用力过小。

　　3. 患者主动活动用力由小到大,速率根据治疗师指令而定,一般 3~5 次。

　　4. 治疗师手指按压不宜暴力或次数过多,避免术后肿胀。

　　5. 此外,患者可以通过多组动作练习,如手背弹珠、反手打乒乓球或羽毛球等来达到锻炼尺侧腕屈肌、桡侧腕屈肌的目的,动推疗法也可以在这些姿势下进行。

第五节　腕关节动推疗法

腕关节松动下动推疗法

患者体位：坐位，手置于床面。

治疗师位置：坐于患者患侧。

起始姿势：患者患侧手心朝下，腕关节自然放松；治疗师右手置于患者前臂远端，左手握住患者手（图7-13A）。

操作手法：治疗师右手向上牵拉腕关节，左手握住患者手，向下牵拉，分离腕关节，同时右手拇指置于患者腕关节疼痛处按揉3~5次，以指下条索感减轻或消失为宜（图7-13B）。

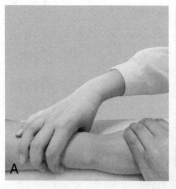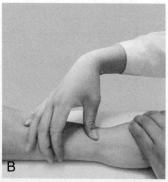

图7-13　腕关节松动下动推疗法

A.腕关节松动起始姿势；B.腕关节松动下动推疗法

适应证：腕关节活动受限、骨关节炎、周围软组织炎症或疼痛。

注意事项：

1. 此手法可以用于无法明确引起疼痛的具体肌肉,腕关节有明显活动障碍且疼痛点位于腕关节周围深处的患者。

2. 本手法中为被动活动,不需要患者配合,勿紧张,注意放松就好。

3. 治疗师右手按压轻重交替进行,需要注意与左手用力配合进行。

4. 治疗师右侧手指按压不宜暴力或次数过多,避免术后肿胀。

5. 其他腕关节松动技术,如侧方分离等,均可结合手法按压形成动推疗法。

第六节　屈指肌腱腱鞘炎动推疗法

一、屈指肌腱腱鞘炎抗阻力动推疗法

患者体位:坐位,手置于床面。

治疗师位置:坐于患者患侧。

起始姿势:患者患侧手心朝上,拇指外展;治疗师左手握于患者拇指末节(图 7-14A)。

操作手法:患者拇指屈曲,治疗师左手施加一定阻力对抗患者拇指屈曲,同时右手示指和中指置于患者大鱼际或前臂桡侧疼痛处按揉,以指下条索或疼痛感减轻、消失为宜(图 7-14B)。

适应证:腱鞘炎无明显卡压者。

注意事项:

1. 本手法治疗师右手按压的部位多为拇长屈肌、拇短

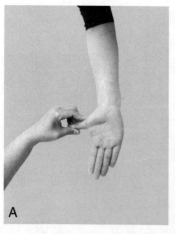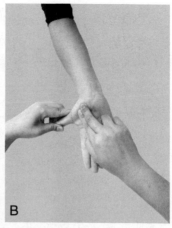

图 7-14　屈指肌腱腱鞘炎抗阻力动推疗法

A. 屈指肌腱腱鞘炎抗阻力起始姿势; B. 屈指肌腱腱鞘炎抗阻力动推疗法

屈肌、拇收肌、拇对掌肌劳损引起的疼痛,治疗师根据其肌肉解剖结构按相应肌的起止点或肌腹,并根据其对应肌肉深浅把握力度。

2. 本手法是对抗拇指屈曲还是内收、对掌动作进行,依据受损肌束而定。

3. 本手法中为主动运动,每次操作需要患者和治疗师密切配合,勿用力过猛,或用力过小。

4. 患者主动活动用力由小到大,速率根据治疗师指令而定,一般 3~5 次。

5. 治疗师手指按压不宜暴力或次数过多,避免术后肿胀。

二、屈指肌腱腱鞘炎牵伸动推疗法

患者体位:坐位,手置于床面。

治疗师位置:坐于患者患侧。

起始姿势:患者患侧手心朝上,手指自然放松;治疗师左手拇指置于患者拇指末节掌侧,示指、中指置于拇指近节背侧,以便向患者拇指外侧施加压力(图 7-15A)。

操作手法:治疗师左手拇指向患者拇指外侧施加压力,牵拉拇指内侧肌群,同时右手示指和中指置于患者大鱼际或前臂桡侧疼痛处按压,以指下条索感减轻或消失为宜(图 7-15B)。

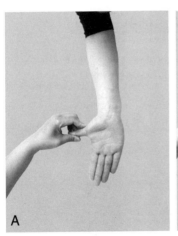
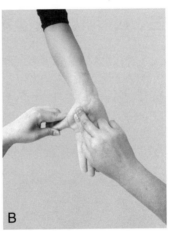

图 7-15 屈指肌腱腱鞘炎牵伸动推疗法

A. 屈指肌腱腱鞘炎牵伸起始姿势;B. 屈指肌腱腱鞘炎牵伸下动推疗法

适应证:腱鞘炎无明显卡压者。

注意事项:

1. 本手法治疗师右手按压的部位多为拇长屈肌、拇短屈肌、拇收肌、拇对掌肌紧张引起的疼痛,治疗师根据其肌肉解剖结构牵拉相应肌的起止点、按其肌腹,并根据其对应肌肉深浅把握力度。

2. 本手法是对抗拇指屈曲还是内收、对掌动作进行,依据受损肌束而定。

3. 本手法中为被动活动,不需要患者配合,勿紧张,注意放松就好。

4. 治疗师右手按压轻重交替进行,需要注意与左手用力配合进行。

5. 治疗师手指按压不宜暴力或次数过多,避免术后肿胀。

三、屈指肌腱腱鞘炎功能位动推疗法

患者体位:坐位,手放于床面。

治疗师位置:坐于患者患侧。

起始姿势:患者患侧拇指和其余四指捏住大小合适的小球(图 7-16A)。

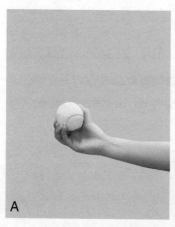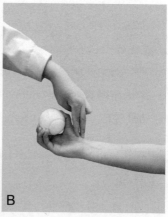

图 7-16　屈指肌腱腱鞘炎功能位动推疗法

A.屈指肌腱腱鞘炎功能位起始姿势;B.屈指肌腱腱鞘炎功能位动推疗法

操作手法:患者主动用力捏小球,同时治疗师左手示指和中指置于患者大鱼际疼痛处动推 3~5 次,以指下条索感减轻或消失为宜(图 7-16B)。

适应证:腱鞘炎无明显卡压者。

注意事项:

1. 手法治疗师左手按压的部位多为拇长屈肌、拇收肌、拇对掌肌长期处于功能位引起的疼痛区域,治疗师根据其肌肉解剖结构按相应肌的起止点或肌腹,并根据其对应肌肉深浅把握力度。

2. 本手法可结合前臂旋前进行。

3. 本手法中为主动运动,每次操作需要患者和治疗师密切配合,勿用力过猛,或用力过小。

4. 患者主动活动用力由小到大,速率根据治疗师指令而定,一般 3~5 次。

5. 治疗师手指按压不宜暴力或次数过多,避免术后肿胀。

6. 此外,患者可以通过多组动作练习,如拇指触摸其余四指等来达到锻炼拇长屈肌的目的。

第七节　手指关节动推疗法

手指关节松动下动推疗法

患者体位:坐位,手置于床面。

治疗师位置:坐于患者患侧。

起始姿势:治疗师左手捏住手指端,右手固定手指近端

（图 7-17A）。

操作手法：治疗师左手向远端牵拉手指端，右手用小鱼际向近端对抗牵拉，分离指间关节。同时治疗师右手拇指置于患者指关节疼痛处按揉，以指下条索或疼痛感减轻、消失为宜（图 7-17B）。

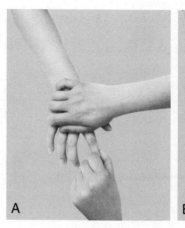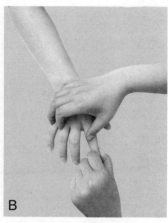

图 7-17　手指关节松动下动推疗法

A. 手指关节松动下起始姿势；B. 手指关节松动下动推疗法

适应证：手指关节骨关节炎、风湿性关节炎、周围软组织炎症或疼痛。

注意事项：

1. 此手法用于指关节有明显活动障碍且疼痛点位于指关节周围的患者。治疗师右手按压的部位多为指间关节关节囊、韧带。

2. 如果松解周围肌腱，则左手拇指、示指与右手对抗牵拉，同时右肘尺侧按压前臂伸肌紧张处。

3. 本手法中为被动活动，不需要患者配合，勿紧张，注意放松就好。

4. 治疗师右手按压轻重交替进行,需要注意与左手用力配合进行。

5. 治疗师右侧手指按压不宜暴力或次数过多,避免术后肿胀。

6. 其他指间关节松动技术,如侧方分离等,均可结合手法按压形成动推疗法。

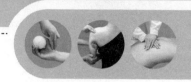

第八章
髋部动推疗法

第一节　髋后侧动推疗法

一、髋后侧抗阻力动推疗法

患者体位:俯卧位。

治疗师位置:站于患者床沿患侧。

起始姿势:患者患侧膝伸直,大腿抗重力向后抬起,治疗师站于患侧,左手置于患者大腿后下、膝关节上部(图 8-1A)。

操作手法:患者主动后伸大腿时,治疗师左手在患者患侧大腿后侧施加阻力,阻力由小到大,同时右手示指和中指置于患者患侧臀部疼痛处按揉,活动次数 3~5 次,按揉时间以指下条索感减轻或消失为宜(图 8-1B)。

适应证:髋后侧急性扭伤或慢性劳损,如急性伸髋肌群拉伤、臀肌筋膜挛缩症、髂胫束摩擦综合征、坐骨结节骨折恢复期等。慢性肌肉劳损需要配合髋后侧牵伸下动推疗法。

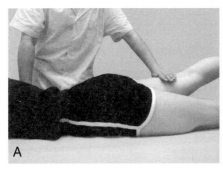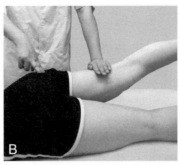

图 8-1 髋后侧抗阻力动推疗法
A. 髋后侧抗阻力起始姿势；B. 髋后侧抗阻力动推疗法

注意事项：

1. 本手法治疗师右手按压的部位可为表浅肌肉损伤引起的疼痛区域，如臀大肌；也可为深层肌肉引起的疼痛区域，如股二头肌长头肌、半腱肌近端、半膜肌近端。如果治疗师能精确判断是哪块肌肉引起的疼痛，则根据其肌肉解剖结构按相应肌的起止点或肌腹，并根据其对应肌肉深浅把握力度。患者后伸是中立位还是偏内、外侧依据受累的肌群所定。

2. 有腰椎间盘突出或腰椎骨质增生引起坐骨神经压迫的患者，则慢性期应对整个下肢神经被压迫处进行抗阻动推治疗，而急性炎症渗出期不宜进行。

3. 本手法中为患者主动抗阻运动，每次操作需要患者和治疗师密切配合，治疗师操作时注意勿用力过猛，或用力过小。

4. 患者主动活动用力由小到大，速率根据治疗师指令而定，一般 3~5 次。

5. 治疗师手指按压不宜暴力或次数过多，避免术后肿胀。

二、髋后侧牵伸下动推疗法

患者体位:仰卧位。

治疗师位置:站于患者健侧。

起始姿势:患者患侧下肢屈髋屈膝。治疗师右手放于患者膝下方、小腿上方前面(图 8-2A)。

操作手法:治疗师右手向患者腹侧施加压力,使患者患侧髋后侧肌群处于拉伸状态,同时左手示指和中指放于臀部疼痛处按揉,按揉时间以指下条索感减轻或消失为宜(图 8-2B)。

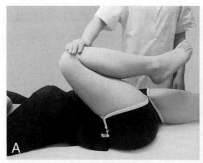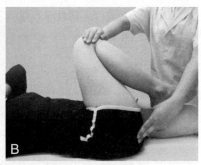

图 8-2　髋后侧牵伸下动推疗法
A. 髋后侧牵伸起始姿势;B. 髋后侧牵伸下动推疗法

适应证:髋后侧急性扭伤或慢性劳损,如坐骨神经痛、腘绳肌劳损,半腱肌、半膜肌、股二头肌等大腿后侧肌群的慢性劳损。

注意事项:

1. 本手法治疗师左手按压的部位可为表浅肌肉痉挛引

起的疼痛区域,如臀大肌;也可为深层肌肉痉挛引起的疼痛区域,如股二头肌长头肌、半腱肌近端、半膜肌近端。如果治疗师能精确判断是哪块肌肉引起的疼痛,则根据其肌肉解剖结构牵拉相应肌的起止点、按其肌腹,并根据其对应肌肉深浅把握力度。患者前屈髋关节中内收、外展还是中立位也是依据受累肌束而定。

2. 有腰椎间盘突出或腰椎骨质增生引起坐骨神经压迫的患者,则应结合牵伸患侧整个下肢神经被压迫处进行动推治疗。注意前屈髋关节时不宜伸直膝关节,以免加重坐骨神经痛症状。

3. 本手法为患者被动活动,不需要患者配合,患者注意放松就好。

4. 治疗师左手按压轻重交替进行,需要注意与右手用力配合进行;按压患侧时注意控制健侧腿代偿性屈曲。

5. 治疗师左侧手指按压不宜暴力或次数过多,避免术后肿胀。

6. 本手法健侧卧位下进行亦佳。

三、髋后侧功能位动推疗法

患者体位:站立位。

治疗师位置:站于患者后侧。

起始姿势:患者健侧下肢站立,患侧保持髋后伸、膝伸直(图 8-3A)。

操作手法:治疗师右手放于患者大腿后下方、膝关节后上方,逐渐施加阻力对抗患者髋后伸,同时左手示指和中指放于患者臀部疼痛处按揉 3~5 次,按揉时间以指下条索感或

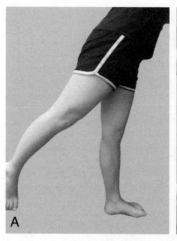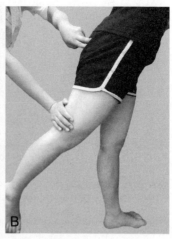

图 8-3　髋后侧功能位动推疗法

A. 髋后侧功能位起始姿势图；B. 髋后侧功能位动推疗法

疼痛感减轻、消失为宜（图 8-3B）。

适应证：髋后侧急性扭伤或慢性劳损，如髂腰肌肌腱炎、臀肌筋膜挛缩症、大腿后侧肌群慢性劳损等。

注意事项：

1. 本手法治疗师右手按压的部位可为表浅肌肉引起的疼痛区域，如臀大肌；也可为深层肌肉长期劳损引起的疼痛区域，如股二头肌长头肌、半腱肌近端、半膜肌近端。如果治疗师能精确判断是哪块肌肉引起的疼痛，则根据其肌肉解剖结构按相应肌的起止点或肌腹，并根据其对应肌肉深浅把握力度。患者后伸是中立位还是偏内、外侧，依据受累的肌群所定。

2. 有腰椎间盘突出或腰椎骨质增生引起坐骨神经压迫的患者，则应在功能位对整个下肢神经被压迫处进行动推疗法。

3. 本手法中患者为主动运动,每次操作需要患者和治疗师密切配合,治疗师操作时注意勿用力过猛,或用力过小。

4. 患者主动活动用力由小到大,速率根据治疗师指令而定,一般 3~5 次。

5. 治疗师手指按压不宜暴力或次数过多,避免术后肿胀。

6. 此外,患者可以通过多组动作练习,如深蹲起、纵跳摸高来达到锻炼股二头肌长头肌、半腱肌、半膜肌的目的,此时也可以进行动推疗法。

第二节　髋外侧动推疗法

一、髋外侧抗阻力动推疗法

患者体位:仰卧位。

治疗师位置:站于患者健侧。

起始姿势:患者患侧下肢髋外展 10°~20°,膝伸直。治疗师左手置于患侧大腿远端、膝外上侧方(图 8-4A)。

操作手法:治疗师左手置于患者患侧大腿远端、膝外上侧方施加一定阻力,对抗患者髋外展,阻力由小到大,同时右手示指和中指置于患者髋部或腰外侧方疼痛处按揉,按揉时间以指下条索感减轻或消失为宜(图 8-4B)。

适应证:髋或腰外侧急性扭伤或慢性劳损,如腰方肌损伤、臀中肌损伤、筋膜阔张肌急慢性炎症、大转子滑囊炎等。慢性劳损需要配合髋外侧牵伸下动推疗法等。

注意事项:

1. 本手法治疗师右手按压的部位可为表浅肌肉肌紧张

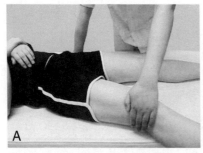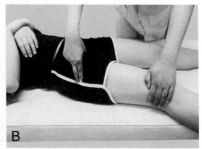

图 8-4 髋外侧抗阻力动推疗法

A. 髋外侧抗阻力起始姿势；B. 髋外侧抗阻力动推疗法

引起的疼痛区域,如阔筋膜张肌等;也可为深层肌肉肌无力引起的疼痛区域,如梨状肌、臀小肌。如果治疗师能精确判断是哪块肌肉引起的疼痛,则根据其肌肉解剖结构按相应肌的起止点或肌腹,并根据其对应肌肉深浅把握力度。

2. 若为梨状肌引起的疼痛,治疗师在患者髋外展抗阻的同时髋外旋抗阻,再进行按揉;若为阔筋膜张肌和臀小肌引起的疼痛,在患者髋外展抗阻的同时髋内旋抗阻,再进行按揉。

3. 本手法中为患者主动运动,每次操作需要患者和治疗师密切配合,操作时注意治疗师勿用力过猛,或用力过小。

4. 患者主动活动用力由小到大,速率根据治疗师指令而定,一般 3~5 次。

5. 治疗师手指按压不宜暴力或次数过多,避免术后肿胀。

二、髋外侧牵伸下动推疗法

患者体位:仰卧位。

治疗师位置:站于患者健侧。

　　起始姿势：患者患侧下肢屈膝屈髋、小腿交叉放于健侧下肢外侧，治疗师左手置于患者患侧下肢大腿外下方、膝外上方（图 8-5A）。

　　操作手法：治疗师左手向下施加一定压力，牵拉患者髋外侧肌群，处于被拉伸的状态；同时右手示指和中指置于患者髋外侧疼痛处按揉 3~5 次，以指下条索感减轻或消失为宜（图 8-5B）。

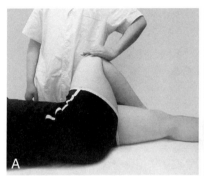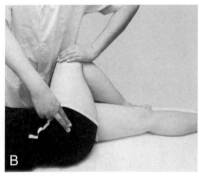

图 8-5　髋外侧牵伸下动推疗法

A. 髋外侧牵伸起始姿势；B. 髋外侧牵伸下动推疗法

　　适应证：髋外侧急性扭伤或慢性劳损，如臀中肌慢性劳损、阔筋膜张肌慢性炎症等。

　　注意事项：

　　1. 本手法治疗师右手按压的部位可为表浅肌肉痉挛引起的疼痛区域，如阔筋膜张肌；也可为深层肌肉痉挛引起的疼痛区域，如梨状肌、臀小肌。如果治疗师能精确判断是哪块肌肉引起的疼痛，则根据其肌肉解剖结构按相应肌的起止点或肌腹，并根据其对应肌肉深浅把握力度。

　　2. 若为梨状肌引起的疼痛，治疗师在牵伸髋外侧肌群的同时向髋内旋方向施力牵伸梨状肌,再进行按揉;若为阔筋膜张肌和臀小肌引起的疼痛,牵伸髋外侧肌群的同时向髋外旋方向施力牵伸阔筋膜张肌或臀小肌,再进行按揉。

3. 本手法中为患者被动活动,不需要患者配合,患者勿紧张,注意放松就好。

4. 治疗师右手按压轻重交替进行,需要注意与左手用力配合进行。

5. 治疗师右侧手指按压不宜暴力或次数过多,避免术后肿胀。

三、髋外侧功能位动推疗法

患者体位:站立位。

治疗师位置:站于患者患侧。

起始姿势:患者健侧下肢中立位负重,患侧下肢髋外展、膝伸直(图 8-6A)。

操作手法:治疗师右手放于患者患侧下肢大腿外下方、膝外上方,逐渐施加阻力对抗患者髋外展力;同时左手示指和中指置于患侧髋外侧疼痛处按揉 3~5 次,动推时间以指下条索感减轻或消失为宜(图 8-6B)。

适应证:髋外侧急性扭伤或慢性劳损,如臀中肌慢性劳损、大转子滑囊炎、阔筋膜张肌急性、慢性炎等。

注意事项:

1. 本手法治疗师右手按压的部位可为表浅肌肉长期处于功能位引起的疼痛区域,如阔筋膜张肌;也可为深层肌肉长期处于功能位引起的疼痛区域,如梨状肌、臀小肌。如果治疗师能精确判断是哪块肌肉引起的疼痛,则根据其肌肉解

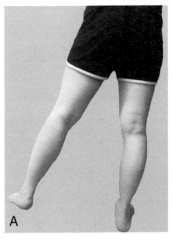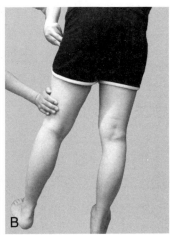

图 8-6 髋外侧功能位动推疗法

A. 髋外侧功能位起始姿势；B. 髋外侧功能位动推疗法

剖结构按相应肌的起止点或肌腹，并根据其对应肌肉深浅把握力度。

2. 若为梨状肌引起的疼痛，患者体位为髋外展的同时髋外旋；若为阔筋膜张肌和臀小肌引起的疼痛，患者体位为髋外展的同时髋内旋。

3. 本手法中患者为主动运动，每次操作需要患者和治疗师密切配合，操作时治疗师注意勿用力过猛，或用力过小。

4. 患者主动活动用力由小到大，速率根据治疗师指令而定，一般 3~5 次。

5. 治疗师手指按压不宜暴力或次数过多，避免术后肿胀。

6. 此外，患者可以通过多组动作练习，如负重侧踢腿、负重侧抬腿，来达到锻炼梨状肌、阔筋膜张肌的目的，此时也可以进行动推疗法。

第三节　髋关节松动下动推疗法

髋关节松动下动推疗法

患者体位：仰卧位。

治疗师位置：站于患者患侧。

起始姿势：患者患侧下肢屈髋、屈膝位。治疗师的助手右手放于患者患侧大腿根部，左手置于患者患侧膝关节下、小腿上方（图 8-7A）。

操作手法：治疗师助手的右手向患者足一侧用力牵拉，左手向患者头一侧用力按压，左右手相反方向同时牵拉，使髋关节处于分离状态；同时治疗师右手示指和中指置于患者

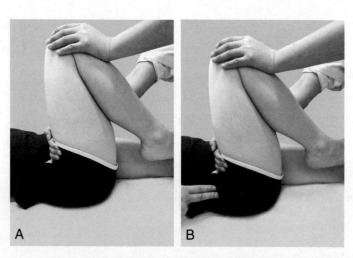

图 8-7　髋关节松动下动推疗法

A.髋关节松动下起始姿势；B.髋关节松动下动推疗法

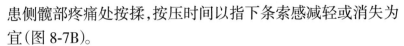

患侧髋部疼痛处按揉,按压时间以指下条索感减轻或消失为宜(图 8-7B)。

适应证:髋关节活动受限、周围软组织炎症或疼痛,如髋关节骨关节炎、髋关节扭伤等。

注意事项:

1. 此手法用于引起疼痛的具体肌肉无法明确者,或髋关节有明显活动障碍且疼痛点位于髋关节周围深处者。

2. 本手法中患者为被动活动,不需要患者配合,患者勿紧张,注意放松就好。

3. 治疗师右手按压轻重交替进行,助手用力需要注意与之配合进行。

4. 治疗师右侧手指按压不宜暴力或次数过多,避免术后肿胀。

5. 其他髋关节松动技术,如长轴分离等,均可结合手法按压形成动推疗法。

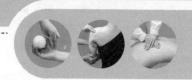

第九章

膝部动推疗法

第一节　膝内侧动推疗法

一、膝内侧抗阻力动推疗法

患者体位：坐位，膝关节及以下悬空。

治疗师位置：坐于患者患侧。

起始姿势：患者患侧膝关节微屈位。治疗师右手手心向上，五指并拢呈杯状，握于患侧小腿后方（图9-1A）。

操作手法：患者主动屈曲膝关节时，治疗师右手给予阻力，左手同时按揉膝内侧疼痛部位，阻力由小到大，按揉3~5次，以指下疼痛感减轻或消失为宜（图9-1B）。

适应证：膝关节内侧软组织损伤，如内侧副韧带损伤、内侧半月板损伤、半腱肌、半膜肌、缝匠肌、股薄肌损伤等。

注意事项：

1. 本手法中治疗师左手按压肌群的部位通常为半腱

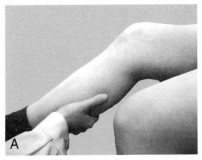
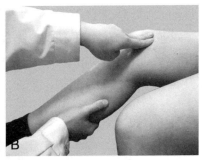

图 9-1　膝内侧抗阻力动推疗法
A. 膝内侧抗阻力起始姿势；B. 膝内侧抗阻力动推手法

肌、半膜肌、缝匠肌、股薄肌止点或其肌腹，如果治疗师能精确判定是哪个肌束受伤，则按压相应的肌起止点或肌腹。屈曲膝关节时髋关节是中立位还是内收位也取决于受累肌束的功能。

2. 本手法中为主动运动，每次操作需要患者和治疗师密切配合，勿用力过猛，或用力过小。

3. 患者用力大小以感受到酸痛为限。

4. 患者主动活动用力由小到大，速率根据治疗师指令而定，一般 3~5 次。

5. 治疗师手指按压不宜暴力或次数过多，避免术后肿胀。

二、膝内侧牵伸下动推疗法

患者体位：俯卧位，患侧腿靠近床边。

治疗师位置：坐于患者患侧。

起始姿势：患者患侧腿伸直稍悬于床外。治疗师右手手心向下,五指并拢并伸直,置于患侧小腿后方(图 9-2A)。

操作手法:治疗师右手用力向下,对患者膝关节进行伸直位牵伸,左手同时按揉膝内侧疼痛部位,按揉力度由小到大,按揉 3~5 次,以指下条索感减轻或消失为宜(图 9-2B)。

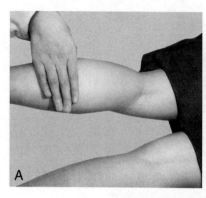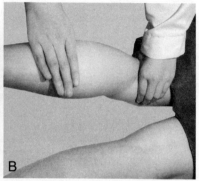

图 9-2 膝内侧牵伸下动推疗法
A. 膝内侧牵伸起始姿势;B. 膝内侧牵伸下动推手法

适应证:膝关节内侧软组织损伤,如内侧副韧带损伤、内侧半月板损伤、半腱肌、半膜肌、缝匠肌、股薄肌劳损或鹅足腱滑囊炎等。

注意事项:

1. 本手法中治疗师左手按压肌群的部位通常为半腱肌、半膜肌、缝匠肌、股薄肌肌腱止点或其肌腹,如果治疗师能精确判定是哪个肌束劳损,则按压相应的肌起止点或肌腹。伸直膝关节时髋关节是中立位还是外展位应跟受累肌束的功能活动方向相反。

2. 鉴于膝关节损伤经常影响步行、跑跳等活动,如果这些活动时膝关节内侧疼痛,牵伸下动推疗法还需要在这些活动的静止位进行。

3. 本手法为被动活动,不需要患者配合,勿紧张,注意放松就好。

4. 治疗师左手按压轻重交替进行,需要注意与右手用力配合进行。

5. 治疗师左侧手指按压不宜暴力或次数过多,避免术后肿胀。

三、膝内侧功能性活动下动推疗法

患者体位:站立位。

治疗师位置:坐或蹲立于患者患侧。

起始姿势:患者患侧微屈曲膝关节。治疗师左手手心向后,五指并拢并伸直,置于患侧小腿前方(图 9-3A)。

操作手法:患侧小腿负重屈膝,治疗师左手向后按压患者小腿前方,同时右手按揉疼痛部位,按揉力度由小到大,按揉 3~5 次,以指下疼痛减轻或消失为宜(图 9-3B)。

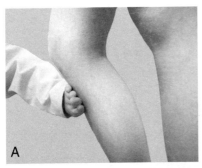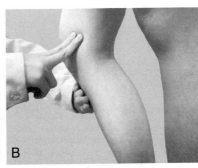

图 9-3　膝内侧功能性活动下动推疗法
A. 膝内侧功能位起始姿势;B. 膝内侧功能位动推手法

适应证:膝关节内侧软组织损伤如内侧副韧带损伤、半腱肌、半膜肌、缝匠肌、股薄肌劳损或鹅足腱滑囊炎等。

注意事项:

1. 本手法中治疗师右手按压肌群的部位通常为半腱肌、半膜肌、缝匠肌、股薄肌肌腱止点或其肌腹,如果治疗师能精确判定是哪个肌束劳损,则按压相应的肌起止点或肌腹。屈曲膝关节时髋关节是中立位还是内收位,也取决于受累肌束的功能。

2. 膝关节功能性活动除了站立位外,还有上下楼梯、跑跳等,功能性活动下动推疗法也可以在这些活动时进行,不过需要循序渐进。

3. 本手法中为主动运动,每次操作需要患者和治疗师密切配合,勿用力过猛,或用力过小。

4. 患者用力大小以感受到疼痛为限。

5. 患者主动活动用力由小到大,速率根据治疗师指令而定,一般 3~5 次。

6. 治疗师手指按压不宜暴力或次数过多,避免术后肿胀。

第二节　膝外侧动推疗法

一、膝外侧抗阻力动推疗法

患者体位:坐位,膝关节及以下悬空。

治疗师位置:坐于患者患侧。

起始姿势:患者患侧膝关节屈曲 90°。治疗师右手五指并拢,置于患侧小腿后方(图 9-4A)。

操作手法:患者主动屈曲膝关节时,治疗师右手向前拉拽患侧小腿以给予阻力,左手同时按揉膝外侧疼痛部位,阻力由小到大,按揉 3~5 次,以指下疼痛感减轻或消失为宜(图 9-4B)。

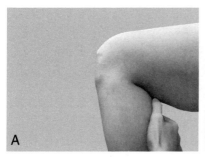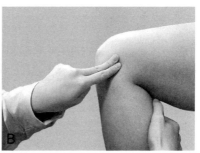

图 9-4　膝外侧抗阻力动推疗法
A.膝外侧抗阻力起始姿势;B.膝外侧抗阻力动推手法

适应证:膝关节外侧软组织损伤,如外侧副韧带损伤、外侧半月板损伤、股二头肌损伤等。

注意事项:

1. 本手法中治疗师左手按压的部位通常为股二头肌肌腱止点或其肌腹,或外侧副韧带起止点,故按压点可以是腓骨头、股骨外髁或大腿外侧。

2. 鉴于膝关节损伤经常影响步行等活动,膝外侧抗阻力动推疗法还需要在不同的功能活动下循序渐进地进行。

3. 本手法中为主动运动,每次操作需要患者和治疗师密切配合,勿用力过猛,或用力过小。

4. 患者用力大小以感受到疼痛为限。

5. 患者主动活动用力由小到大,速率根据治疗师指令

而定,一般 3~5 次。

6. 治疗师手指按压不宜暴力或次数过多,避免术后肿胀。

二、膝外侧牵伸下动推疗法

患者体位:侧卧位,患侧腿在上。

治疗师位置:站立于患者一侧。

起始姿势:患者患侧腿伸直。治疗师右手手心向下,五指并拢并伸直,置于患侧小腿后方(图 9-5A)。

操作手法:治疗师右手用力向下,对患者进行膝关节伸直位的牵伸,左手同时按揉膝外侧疼痛部位,按揉力度由小到大,按揉 3~5 次,以指下条索感减轻或消失为宜(图 9-5B)。

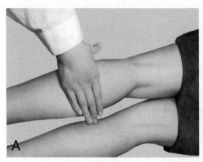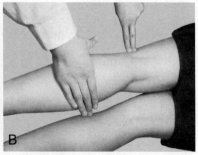

图 9-5　膝外侧牵伸下动推疗法

A. 膝外侧牵伸起始姿势;B. 膝外侧牵伸下动推手法

适应证:膝关节外侧软组织损伤,如外侧副韧带损伤、外侧半月板损伤、股二头肌损伤、髂胫束挛缩等。

注意事项:

1. 本手法中治疗师左手按压的部位通常为股二头肌、

髂胫束肌腱止点或其肌腹,如果治疗师能精确判定是哪个肌束劳损,则按压相应的肌起止点或肌腹。

2. 鉴于膝关节损伤经常影响步行等活动,如果这些活动时膝关节外侧疼痛,牵伸下动推疗法还需要在这些活动的静止位进行。

3. 本手法为被动活动,不需要患者配合,勿紧张,注意放松就好。

4. 治疗师左手按压轻重交替进行,需要注意与右手用力配合进行。

5. 治疗师左侧手指按压不宜暴力或次数过多,避免术后肿胀。

三、膝外侧功能性活动下动推疗法

患者体位:站立位。

治疗师位置:蹲站于患者前方。

起始姿势:患者患侧膝关节屈曲 10° 左右。治疗师左手五指并拢并伸直,置于患侧小腿前方(图 9-6A)。

操作手法:患者主动屈曲膝关节,治疗师左手与之抗阻力。同时用右手按揉膝外侧疼痛部位,按揉力度由小到大,按揉 3~5 次,以指下疼痛减轻或消失为宜(图 9-6B)。

适应证:膝关节外侧软组织损伤如外侧副韧带损伤、外侧半月板损伤、股二头肌损伤、髂胫束挛缩等。

注意事项:

1. 本手法中治疗师右手按压的部位通常为股二头肌、髂胫束肌腱止点或其肌腹,如果治疗师能精确判定是哪个肌束劳损,则按压相应的肌起止点或肌腹。

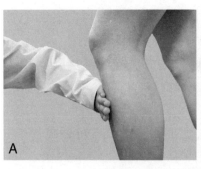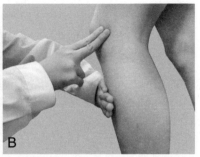

图 9-6　膝外侧功能性活动下动推疗法

A.膝外侧功能活动起始姿势;B.膝外侧功能活动下动推手法

2. 膝关节功能性活动除了站立位外,还有上下楼梯、跑跳等,功能性活动下动推疗法也可以在这些活动时进行,不过需要循序渐进。

3. 本手法中为主动运动,每次操作需要患者和治疗师密切配合,勿用力过猛,或用力过小。

4. 患者用力大小以感受到疼痛为限。

5. 患者主动活动用力由小到大,速率根据治疗师指令而定,一般 3~5 次。

6. 治疗师手指按压不宜暴力或次数过多,避免术后肿胀。

第三节　膝前部动推疗法

一、膝前部抗阻力动推疗法

患者体位:坐位,膝关节及以下悬空。

治疗师位置:坐于患者前方。

　　起始姿势：患者患侧膝关节屈曲 30°~40°。治疗师右手手心向下，五指并拢并伸直，置于患侧小腿前方（图 9-7A）。

　　操作手法：患者主动伸直膝关节时，治疗师右手给予阻力，左手同时按揉膝前部疼痛部位，阻力由小到大，按揉 3~5 次，以指下疼痛感减轻或消失为宜（图 9-7B）。

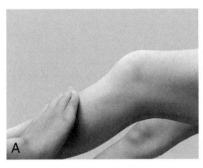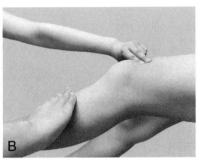

图 9-7　膝前部抗阻力动推疗法

A. 膝前部抗阻力起始姿势；B. 膝前部抗阻力动推手法

　　适应证：膝前部肌肉损伤、伸膝装置劳损等。

　　注意事项：

　　1. 本手法中治疗师左手按压的部位通常为股四头肌肌腱止点或其肌腹，如果治疗师能精确判定是股四头肌哪个部分肌束劳损，则按压相应的肌起止点或肌腹。伸直膝关节时髋关节是中立位、外展还是内收位也取决于受累肌束的功能。

　　2. 鉴于膝关节损伤经常影响步行等活动，膝前方抗阻力动推疗法还需要在不同的功能活动下循序渐进地进行。

　　3. 本手法中为主动运动，每次操作需要患者和治疗师密切配合，勿用力过猛，或用力过小。

　　4. 患者用力大小以感受到疼痛为限。

5. 患者主动活动用力由小到大,速率根据治疗师指令而定,一般 3~5 次。

6. 治疗师手指按压不宜暴力或次数过多,避免术后肿胀。

二、膝前部牵伸下动推疗法

患者体位:站立位。

治疗师位置:坐于患者患侧。

起始姿势:患者患侧膝关节屈曲。治疗师右手手掌托住患者小腿前下方(图 9-8A)。

操作手法:治疗师右手用力屈曲膝关节,对患者股四头肌进行牵伸,左手同时按揉大腿或膝上疼痛部位,按揉力度由小到大,按揉 3~5 次,以指下条索感减轻或消失为宜(图 9-8B)。

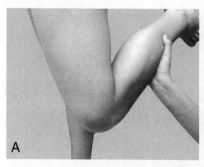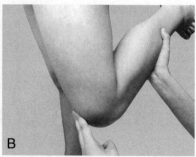

图 9-8　膝前部牵伸下动推疗法

A. 膝前部牵伸起始姿势;B. 膝前部牵伸下动推疗法

适应证:膝前部肌肉损伤、伸膝装置劳损等。

注意事项:

1. 本手法中治疗师左手按压的部位通常为股四头肌肌腱止点或其肌腹,如果治疗师能精确判定是哪个肌束劳损,则按压相应的肌起止点或肌腹。屈曲膝关节时髋关节是中立位、外展还是内收位也取决于受累肌束的功能。

2. 鉴于膝关节损伤经常影响步行等活动,如果这些活动时膝关节上方或大腿疼痛,牵伸下动推疗法还需要在这些活动的静止位进行,需要注意循序渐进。

3. 本手法为被动活动,不需要患者配合,勿紧张,注意放松就好。

4. 治疗师左手按压轻重交替进行,需要注意与右手用力配合进行。

5. 治疗师左手手指按压不宜暴力或次数过多,避免术后肿胀。

三、膝前部功能性活动下动推疗法

患者体位:站立位。

治疗师位置:蹲站于患者前方。

起始姿势:患者患侧膝关节屈曲。治疗师左手置于患者小腿前方,五指并拢并伸直,置于患者右侧小腿前方(图 9-9A)。

操作手法:患者主动伸展膝关节,治疗师左手与之抵抗,在患者伸膝时确定患者的膝上方或大腿疼痛点,并用右手示指、中指按揉疼痛部位,按揉力度由小到大,按揉 3~5 次,以指下疼痛减轻或消失为宜(图 9-9B)。

适应证:膝前部肌肉损伤、伸膝装置劳损等。

注意事项:

1. 本手法中治疗师右手按压的部位通常为股四头肌肌腱止点或其肌腹,如果治疗师能精确判定是股四头肌哪个肌束劳损,则按压相应的肌起止点或肌腹。

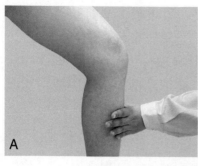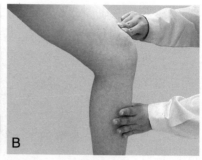

图 9-9　膝前部功能性活动下动推疗法

A. 膝前部功能位起始姿势；B. 膝前部功能位动推手法

2. 膝关节功能性活动除了站立外，还有行走、上下楼梯、跑跳等，功能性活动下动推疗法也可以在这些活动时进行，不过需要循序渐进。

3. 本手法中为主动运动，每次操作需要患者和治疗师密切配合，勿用力过猛，或用力过小。

4. 患者用力大小以感受到疼痛为限。

5. 患者主动活动用力由小到大，速率根据治疗师指令而定，一般 3~5 次。

6. 治疗师手指按压不宜暴力或次数过多，避免术后肿胀。

第四节　髌股关节动推疗法

一、髌股关节抗阻力动推疗法

患者体位：坐位，膝关节及以下悬空。

治疗师位置：坐于患者前方。

起始姿势：患者患侧膝关节屈曲 30° 左右。治疗师右手手心向下,五指并拢并伸直,置于患侧小腿前方(图 9-10A)。

操作手法：患者主动伸直膝关节,治疗师右手向下给予阻力的同时,左手拇指伸直,其余四指并拢,虎口张开,对准髌股关节两侧的膝眼处,上、下、内、外推动髌骨 3~5 次,以指下疼痛感减轻或消失为宜(图 9-10B)。

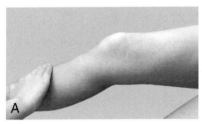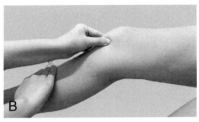

图 9-10　髌股关节抗阻力动推疗法

A.髌股关节抗阻力起始姿势;B.髌股关节抗阻力动推手法

适应证：髌股关节周围滑囊炎、髌骨软化及骨关节炎。

注意事项：

1. 本手法中治疗师左手推动的部位为髌韧带在髌骨两侧的凹陷处。

2. 鉴于膝关节损伤经常影响步行等活动,髌股关节抗阻力动推疗法还需要在不同的功能活动下循序渐进地进行。

3. 本手法中为主动运动,每次操作需要患者和治疗师密切配合,勿用力过猛,或用力过小。

4. 患者用力大小以感受到疼痛为限。

5. 患者主动活动用力由小到大,速率根据治疗师指令而定,一般 3~5 次。

6. 治疗师手指按压不宜暴力或次数过多,避免术后肿胀。

二、髌股关节牵伸下动推疗法

患者体位：坐位，膝关节及以下悬空。

治疗师位置：坐于患者前方。

起始姿势：患者患侧膝关节屈曲90°。治疗师右手手心向下，握住患者小腿前方（图9-11A）。

操作手法：治疗师右手向后用力使膝关节屈曲，左手拇指伸直，其余四指并拢，虎口张开，对准髌股关节两侧的膝眼处，上、下、内、外推动关节3~5次，按揉髌骨上、下极痛点或条索，以指下条索感减轻或消失为宜（图9-11B）。

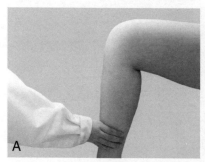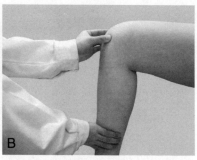

图9-11 髌股关节牵伸下动推疗法

A. 髌股关节牵伸起始姿势；B. 髌股关节牵伸下动推手法

适应证：髌股关节周围滑囊炎、髌骨软化及骨关节炎。

注意事项：

1. 本手法中治疗师左手按揉的部位主要为髌韧带止点。左手推动的方向主要为向内上、内下、外上、外下，按压内下时向外上方推动。

2. 鉴于膝关节损伤经常影响步行、跑跳等活动，如果这些活动时髌骨疼痛,牵伸下动推疗法还需要在这些活动的静止位进行,注意循序渐进。

3. 本手法为被动活动,不需要患者配合,勿紧张,注意放松就好。

4. 治疗师左手指按揉轻重交替进行,需要注意与右手用力配合进行。

5. 治疗师左手指按揉不宜暴力或次数过多,避免术后肿胀。

三、髌股关节功能性活动下动推疗法

患者体位:站立位。

治疗师位置:蹲站于患者前方。

起始姿势:,患者患侧膝关节微屈。治疗师左手手心向下,四指并拢并伸直,置于患侧右小腿前方(图 9-12A)。

操作手法:患者主动伸展膝关节,治疗师左手与之对抗,在患者伸膝时确定患者的髌骨周围疼痛点,同时右手在两侧

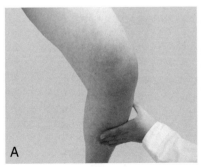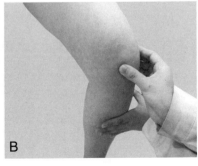

图 9-12 髌股关节功能性活动下动推疗法
A. 髌股关节功能位起始姿势;B. 髌股关节功能位动推手法

的膝眼处,上、下、内、外按揉,以指下疼痛感减轻或消失为宜(图 9-12B)。

适应证:髌股关节周围滑囊炎、髌骨软化及骨关节炎。

注意事项:

1. 本手法中治疗师右手按揉的部位为髌韧带在髌骨两侧的凹陷处。

2. 膝关节功能性活动除了站立外,还有行走、上下楼梯、跑跳等,功能性活动下动推疗法也可以在这些活动时进行,不过需要循序渐进。

3. 本手法中为主动运动,每次操作需要患者和治疗师密切配合,勿用力过猛,或用力过小。

4. 患者用力大小以感受到疼痛为限。

5. 患者主动活动用力由小到大,速率根据治疗师指令而定,一般 3~5 次。

6. 治疗师手指按压不宜暴力或次数过多,避免术后肿胀。

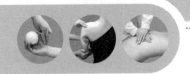

第十章
踝及足部动推疗法

第一节 踝外侧动推疗法

一、踝外侧抗阻力动推疗法

患者体位:坐位,患足悬空。

治疗师位置:坐于患者一侧。

起始姿势:患者患侧踝关节中立位。治疗师右手手心向下,五指并拢并伸直,置于患侧脚背外侧(图10-1A)。

操作手法:患者主动外翻踝关节时,治疗师右手给予阻力,左手示指、中指同时按揉踝或小腿外侧疼痛部位,阻力由小到大,按揉3~5次,以指下疼痛感减轻或消失为宜(图10-1B)。

适应证:踝外侧软组织损伤、腓骨长短肌损伤、足下垂畸形等。

注意事项:

1. 本手法中治疗师左手按压的部位通常为腓骨长肌和

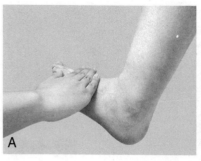 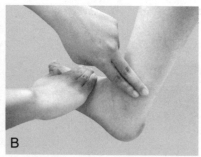

图 10-1　踝外侧抗阻力动推疗法

A.踝外侧抗阻力起始姿势；B.踝外侧抗阻力动推手法

腓骨短肌的肌腱、肌腹或是外踝距腓前韧带、跟腓韧带。如果治疗师能精确判断是哪个肌束或韧带劳损，则按压相应的肌腱、肌腹或韧带。背伸踝关节时足部是中立位还是外翻位也取决于受累结构的功能。

2. 鉴于踝关节损伤经常影响步行、跑跳等活动，如果这些活动时外踝或小腿外侧疼痛，抗阻力动推疗法还需要在这些活动下进行，注意循序渐进。

3. 本手法为主动运动，每次操作需要患者和治疗师密切配合，勿用力过猛，或用力过小。

4. 患者用力大小以感受到疼痛为限。

5. 患者主动活动用力由小到大，速率根据治疗师指令而定，一般 3~5 次。

6. 治疗师手指按压不宜暴力或次数过多，避免术后肿胀。

二、踝外侧牵伸下动推疗法

患者体位：坐位，患足悬空。

治疗师位置：坐于患者后侧。

起始姿势：患者患侧踝关节背伸。治疗师右手手掌置于患侧足底（图 10-2A）。

操作手法：治疗师右手用力，对患侧踝关节进行内翻位牵伸，左手同时按揉踝外侧或小腿外侧疼痛部位，按揉力度由小到大，按揉 3~5 次，以指下条索感减轻或消失为宜（图10-2B）。

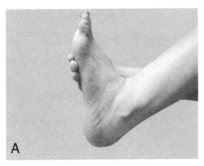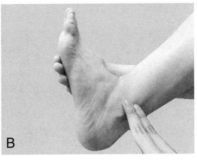

图 10-2 踝外侧牵伸下动推疗法
A. 踝外侧牵伸起始姿势；B. 踝外侧牵伸下动推手法

适应证：踝外侧软组织损伤、腓骨长短肌损伤等。

注意事项：

1. 本手法中治疗师左手按压的部位通常为腓骨长肌和腓骨短肌的肌腱、肌腹或是踝距腓前韧带、跟腓韧带。如果治疗师能精确判断是哪个肌束或韧带劳损，则按压相应的肌腱、肌腹或韧带。跖屈踝关节时足部是中立位还是内翻位也取决于受累结构的功能。

2. 鉴于踝关节损伤经常影响步行、跑跳等活动，如果这些活动时外踝或小腿外侧疼痛，牵伸下动推疗法还需要在这些活动的静止位下进行，注意循序渐进。

3. 本手法为被动活动,不需要患者配合,勿紧张,注意放松就好。

4. 治疗师左手按压轻重交替进行,需要注意与右手用力配合进行。

5. 治疗师左侧手指按压不宜暴力或次数过多,避免术后肿胀。

三、踝外侧功能性活动下动推疗法

患者体位:站立位,患足置于平面上。

治疗师位置:坐于患者前方。

起始姿势:患者屈髋、屈膝,外翻踝关节(图 10-3A)。

操作手法:患者主动屈髋、屈膝、外翻踝关节,负重抗外翻阻力时治疗师左手按揉小腿外侧或踝外侧疼痛部位,按揉

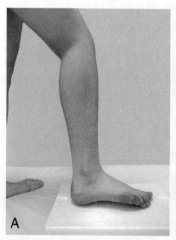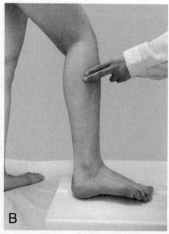

图 10-3 踝外侧功能性活动下动推疗法

A.踝外侧功能位起始姿势;B.踝外侧功能位动推手法

力度由小到大,按揉 3~5 次,以指下疼痛减轻或消失为宜(图 10-3B)。

适应证:踝外侧软组织损伤、腓骨长短肌损伤等。

注意事项:

1. 本手法中治疗师左手按压的部位通常为腓骨长肌和腓骨短肌的肌腱、肌腹或是踝距腓前韧带、跟腓韧带。如果治疗师能精确判断是哪个肌束或韧带劳损,则按压相应的肌腱、肌腹或韧带。

2. 鉴于踝关节损伤经常影响步行上下楼梯、跑跳等活动,功能性活动下动推疗法也可以在这些活动时进行,不过需要循序渐进。

3. 本手法中为主动运动,每次操作需要患者和治疗师密切配合,勿用力过猛,或用力过小。

4. 患者用力大小以感受到疼痛为限。

5. 患者主动活动用力由小到大,速率根据治疗师指令而定,一般 3~5 次。

6. 治疗师手指按压不宜暴力或次数过多,避免术后肿胀。

第二节　踝前方动推疗法

一、踝前方抗阻力动推疗法

患者体位:坐位,患足悬空。

治疗师位置:坐于患者前方。

起始姿势:患者患侧踝关节跖屈。治疗师右手手心向下,五指并拢并伸直,置于患侧脚背(图 10-4A)。

操作手法:患者主动背伸踝关节时,治疗师右手给予阻力,左手同时按揉踝前方或小腿前方疼痛部位,阻力由小到大,按揉 3~5 次,以指下疼痛感减轻或消失为宜(图 10-4B)。

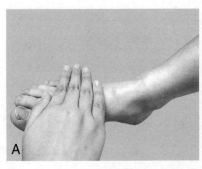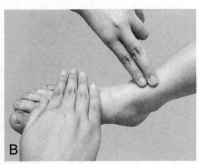

图 10-4 踝前方抗阻力动推疗法
A.踝前方抗阻力起始姿势;B.踝前方抗阻力动推手法

适应证:踝或小腿前方软组织损伤等。
注意事项:

1. 本手法中治疗师左手按压的部位通常为下胫腓联合韧带、胫前肌、拇长伸肌或趾长伸肌肌腱或肌腹。如果治疗师能精确判断是哪个肌束或韧带劳损,则按压相应的肌腱、肌腹或韧带。背伸时是否足内、外翻,也依据这些受累肌束的功能而定。

2. 鉴于踝关节损伤经常影响步行、跑跳等活动,如果这些活动时踝关节或小腿前方疼痛,抗阻力动推疗法还需要在这些活动下进行,注意循序渐进。

3. 本手法中为主动运动,每次操作需要患者和治疗师密切配合,勿用力过猛,或用力过小。

4. 患者用力大小以感受到疼痛为限。

5. 患者主动活动用力由小到大,速率根据治疗师指令而定,一般 3~5 次。

6. 治疗师手指按压不宜暴力或次数过多,避免术后肿胀。

二、踝前方牵伸下动推疗法

患者体位:坐位,患足悬空。

治疗师位置:坐于患者前方。

起始姿势:患者患侧踝关节背伸。治疗师右手手心向下,五指并拢并伸直,置于患侧脚背(图 10-5A)。

操作手法:治疗师右手用力,对患侧足进行跖屈位牵伸,左手同时按揉踝或小腿前方疼痛部位,按揉力度由小到大,按揉 3~5 次,以指下条索感减轻或消失为宜(图 10-5B)。

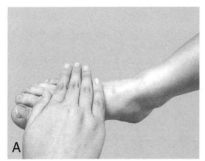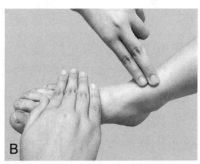

图 10-5 踝前方抗阻力动推疗法

A.踝前方牵伸起始姿势;B.踝前方牵伸下动推手法

适应证:踝前方软组织损伤等。

注意事项:

1. 本手法中治疗师右手按压的部位通常为下胫腓联合

韧带、胫前肌、姆长伸肌和趾长伸肌肌腱或肌腹。如果治疗师能精确判断是哪个肌束或韧带劳损，则按压相应的肌腱、肌腹或韧带。跖屈时是否足内、外翻，也依据这些受累肌束的功能而定。

2. 鉴于踝关节损伤经常影响步行、跑跳等活动，如果这些活动时外踝或小腿外侧疼痛，牵伸下动推疗法还需要在这些活动的静止位下进行，注意循序渐进。

3. 本手法为被动活动，不需要患者配合，勿紧张，注意放松就好。

4. 治疗师左手按压轻重交替进行，需要注意与右手用力配合进行。

5. 治疗师左侧手指按压不宜暴力或次数过多，避免术后肿胀。

三、踝前方功能性活动下动推疗法

患者体位：站立位，患足前脚掌置于台阶上。

治疗师位置：坐于患者前方。

起始姿势：患者微屈髋、屈膝，足踏于台阶上（图10-6A）。

操作手法：患者患肢负重抗阻力同时，治疗师左手按揉踝或小腿前方疼痛部位，按揉力度由小到大，按揉3~5次，以指下疼痛感减轻或消失为宜（图10-6B）。

适应证：踝前方软组织损伤等。

注意事项：

1. 本手法中治疗师左手按压的部位通常为下胫腓联合韧带、胫前肌、足姆长伸肌和趾长伸肌肌腱或肌腹。如果治疗师能精确判断是哪个肌束或韧带劳损，则按压相应的肌

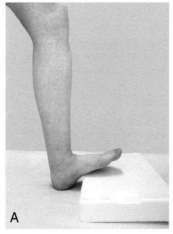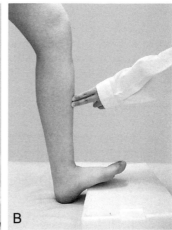

图 10-6　踝前方功能性活动下动推疗法

A. 踝前方功能性活动起始姿势；B. 踝前方功能性活动下动推手法

腱、肌腹或韧带。背伸时是否足内外翻也依据这些受累肌束的功能而定。

2. 鉴于踝关节损伤经常影响步行、上下楼梯、跑跳等活动,功能性活动下动推疗法也可以在这些活动时进行,不过需要循序渐进。

3. 本手法中为主动运动,每次操作需要患者和治疗师密切配合,勿用力过猛,或用力过小。

4. 患者用力大小以感受到疼痛为限。

5. 患者主动活动用力由小到大,速率根据治疗师指令而定,一般 3~5 次。

6. 治疗师手指按压不宜暴力或次数过多,避免术后肿胀。

第三节　踝后方动推疗法

一、踝后方抗阻力动推疗法

患者体位：侧卧位，患足悬空。

治疗师位置：坐于患者足端。

起始姿势：患者患侧踝关节背伸。治疗师左手手心向上，五指并拢并伸直，置于患侧脚底（图 10-7A）。

操作手法：患者主动跖屈踝关节时，治疗师左手给予阻力，右手同时按揉踝或小腿后方疼痛部位（图 10-7B），阻力由小到大，按揉 3~5 次，以指下疼痛感减轻或消失为宜。

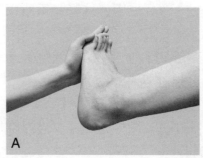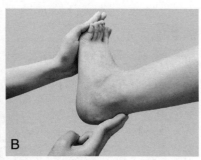

图 10-7　踝后方抗阻力动推疗法

A. 踝后方抗阻力起始姿势；B. 踝后方抗阻力动推手法

适应证：踝后方软组织损伤等。

注意事项：

1. 本手法中治疗师右手按压的部位通常为腓肠肌、比目鱼肌肌腹或肌腱压痛区域。如果治疗师能精确判断是哪个肌束劳损,则按压相应的肌腱或肌腹。跖屈时是否足内、外翻,也依据这些受累肌束的功能而定。

2. 鉴于踝关节损伤经常影响步行、跑跳等活动,如果这些活动时踝关节或小腿后方疼痛,抗阻力动推疗法还需要在这些活动下进行,注意循序渐进。

3. 本手法中为主动运动,每次操作需要患者和治疗师密切配合,勿用力过猛,或用力过小。

4. 患者用力大小以感受到疼痛为限。

5. 患者主动活动用力由小到大,速率根据治疗师指令而定,一般 3~5 次。

6. 治疗师手指按压不宜暴力或次数过多,避免术后肿胀。

二、踝后方牵伸下动推疗法

患者体位:侧卧位,患足悬空。

治疗师位置:坐于患者足端。

起始姿势:患者患侧踝关节微跖屈。治疗师左手手掌置于患侧足底(图 10-8A)。

操作手法:治疗师左手用力,对患者进行踝背伸位牵伸,右手手指同时按揉踝或小腿后方疼痛部位,按揉力度由小到大,按揉 3~5 次,以指下条索感减轻或消失为宜(图 10-8B)。

适应证:踝后方软组织损伤等。

注意事项:

1. 本手法中治疗师右手按压的部位通常为腓肠肌、比目鱼肌肌腹或肌腱压痛区域。如果治疗师能精确判断是哪个肌束劳损,则按压相应的肌腱或肌腹。背伸时是否足内、

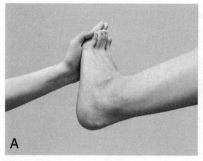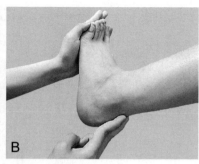

图 10-8　踝后方牵伸下动推疗法
A. 踝后方牵伸起始姿势；B. 踝后方牵伸下动推手法

外翻,也依据这些受累肌束的功能而定。

2. 鉴于踝关节损伤经常影响步行、跑跳等活动,如果这些活动时踝关节或小腿后方疼痛,牵伸下动推疗法还需要在这些活动的静止位下进行,注意循序渐进。

3. 本手法为被动活动,不需要患者配合,勿紧张,注意放松就好。

4. 治疗师右手按压轻重交替进行,需要注意与左手用力配合进行。

5. 治疗师右侧手指按压不宜暴力或次数过多,避免术后肿胀。

三、踝后方功能性活动下动推疗法

患者体位:站位,患足置于平面上。

治疗师位置:坐于患者后方。

起始姿势:患者患足前脚掌用力向下踩踏,踝关节跖屈位(图 10-9A)。

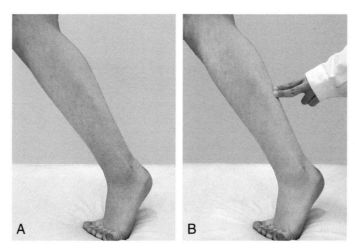

图 10-9　踝后方功能性活动下动推疗法
A.踝后方功能位起始姿势；B.踝后方功能位动推手法

操作手法：患者主动屈髋、屈膝下蹲，治疗师在患者负重时确定患者的踝或小腿后方疼痛点，并用左手按揉疼痛部位，按揉力度由小到大，按揉 3~5 次，以指下疼痛减轻或消失为宜（图 10-9B）。

适应证：踝后方软组织损伤等。

注意事项：

1. 本手法中治疗师左手按压的部位通常为腓肠肌、比目鱼肌肌腹或肌腱压痛区域。如果治疗师能精确判断是哪个肌束劳损，则按压相应的肌腱或肌腹。屈伸踝关节时是否足内、外翻，也依据这些受累肌束的功能而定。

2. 鉴于踝关节损伤经常影响步行、上下楼梯、跑跳等活动，功能性活动下动推疗法也可以在这些活动时进行，不过需要循序渐进。

3. 本手法中为主动运动，每次操作需要患者和治疗师密切配合,勿用力过猛,或用力过小。

4. 患者用力大小以感受到疼痛为限。

5. 患者主动活动用力由小到大,速率根据治疗师指令而定,一般 3~5 次。

6. 治疗师手指按压不宜暴力或次数过多,避免术后肿胀。

第四节　踝内侧动推疗法

一、踝内侧抗阻力动推疗法

患者体位:仰卧位,患足置于床面(图 10-10A)。

治疗师位置:坐于患者足端。

起始姿势:患者患侧踝跖屈位。治疗师左手手心向下,五指并拢并伸直,置于患者足背。

操作手法:患者主动内翻踝关节时,治疗师左手给予

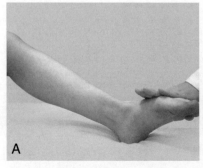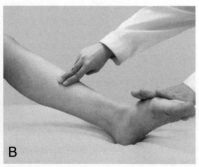

图 10-10　踝内侧抗阻力动推疗法

A.踝内侧抗阻力起始姿势;B.踝内侧抗阻力动推手法

阻力,右手同时按揉小腿或踝关节内侧疼痛部位(图10-10B),阻力由小到大,按揉3~5次,以指下疼痛感减轻或消失为宜。

适应证:踝关节内侧韧带扭伤、骨折后遗症、骨关节炎、踝管劳损等。

注意事项:

1. 本手法中治疗师右手按压的部位通常为胫骨后肌、趾长屈肌、足踇长屈肌、内侧韧带、屈肌支持带。如果治疗师能精确判断是哪部分劳损,则按压相应的韧带、肌腱或支持带起止端或其间。如果按压胫骨后肌束的肌腱或肌腹,患者踝关节跖屈时足内翻抗阻力更佳。

2. 鉴于踝关节损伤经常影响步行、跑跳等活动,抗阻力下动推疗法需要在这些活动时进行,不过要注意循序渐进。

3. 本手法中为主动运动,每次操作需要患者和治疗师密切配合,勿用力过猛,或用力过小。

4. 患者用力大小以感受到疼痛为限。

5. 患者主动活动用力由小到大,速率根据治疗师指令而定,一般3~5次。

6. 治疗师手指按压不宜暴力或次数过多,避免术后肿胀。

二、踝关节内侧牵伸下动推疗法

患者体位:仰卧位,患足置于床面。

治疗师位置:坐于患者患侧。

起始姿势:患侧踝关节中立位。治疗师左手手掌置于患者足内侧(图10-11A)。

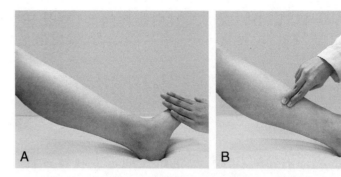

图 10-11　踝关节内侧牵伸下动推疗法

A.踝关节内侧牵伸起始姿势；B.踝关节内侧牵伸下动推手法

操作手法：治疗师左手用力，对患者进行足外翻、踝关节跖屈位牵伸，右手同时按揉小腿或踝关节内侧疼痛部位，按揉力度由小到大，按揉 3~5 次，以指下条索感减轻或消失为宜（图 10-11B）。

适应证：踝关节内侧韧带扭伤、骨折后遗症、骨关节炎、踝管劳损等。

注意事项：

1. 本手法中治疗师右手按压的部位通常为胫骨后肌、趾长屈肌、足跛长屈肌、跟腓韧带、屈肌支持带。如果治疗师能精确判断是哪部分劳损，则按压相应的韧带、肌腱或支持带起止端或其间。

2. 鉴于踝关节损伤经常影响步行、跑跳等活动，牵伸下动推疗法需要在这些功能活动的静止位下进行，不过需要注意循序渐进。

3. 本手法为被动活动，不需要患者配合，勿紧张，注意放松就好。

4. 治疗师右手按揉轻重交替进行，需要注意与左手用力配合进行。

5. 治疗师右侧手指按揉不宜暴力或次数过多,避免术后肿胀。

三、踝关节内侧功能性活动下动推疗法

患者体位:站立位,患足踏于台阶上。

治疗师位置:坐于患者前方。

起始姿势:患者屈髋、屈膝,拟内翻踝关节(图 10-12A)。

操作手法:患者主动屈髋、屈膝、内翻踝关节抵抗身体重力,此时治疗师左手按揉小腿或踝关节内侧疼痛部位,按揉力度由小到大,按揉 3~5 次,以指下疼痛减轻或消失为宜(图 10-12B)。

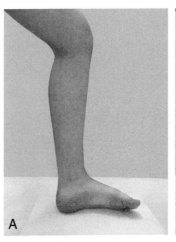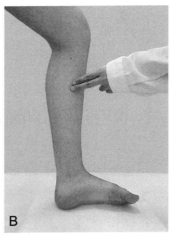

图 10-12　踝关节内侧功能性活动下动推疗法

A. 踝关节内侧功能位起始姿势;B. 踝关节内侧功能位动推手法

适应证：踝关节内侧韧带扭伤、骨折后遗症、骨关节炎、踝管劳损等。

注意事项：

1. 本手法中治疗师左手按压的部位通常为胫骨后肌、趾长屈肌、足蹈长屈肌、跟腓韧带、屈肌支持带。如果治疗师能精确判断是哪部分劳损，则按压相应的韧带、肌腱、支持带起止端或其间。

2. 鉴于踝关节损伤经常影响步行、跑跳等活动，如果这些活动时踝关节内侧或小腿内侧疼痛，功能活动下动推疗法也需要在这些姿势下进行，注意循序渐进。

3. 本手法中为主动运动，每次操作需要患者和治疗师密切配合，勿用力过猛，或用力过小。

4. 患者用力大小以感受到疼痛为限。

5. 患者主动活动用力由小到大，速率根据治疗师指令而定，一般 3~5 次。

6. 治疗师手指按压不宜暴力或次数过多，避免术后肿胀。

第五节　跖趾关节动推疗法

一、跖趾关节抗阻力动推疗法

患者体位：坐位，患足悬空。

治疗师位置：坐于患者前方。

起始姿势：患者患侧足趾微曲。治疗师右手手掌贴于足趾，五指并拢并伸直，置于患侧足趾背侧（图 10-13A）。

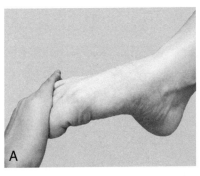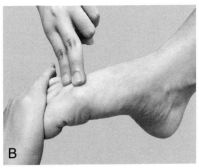

图 10-13　跖趾关节抗阻力动推疗法

A. 跖趾关节抗阻力起始姿势；B. 跖趾关节抗阻力动推手法

操作手法：患者主动背伸足趾时，治疗师右手给予阻力，左手同时按揉跖趾关节或足背疼痛部位，阻力由小到大，按揉 3~5 次，以指下疼痛感减轻或消失为宜（图 10-13B）。

适应证：跖趾关节软组织损伤等。

注意事项：

1. 本手法中治疗师左手按压的部位通常为跖趾关节囊、跖骨深横韧带，或趾短伸肌。如果治疗师能精确判断是哪部分受损，则按压相应的韧带、关节囊或肌腹。

2. 鉴于踝关节损伤经常影响步行、跑跳等活动，如果这些活动时跖趾关节或足背疼痛，抗阻力动推疗法还需要在这些活动下进行，注意循序渐进。

3. 本手法中为主动运动，每次操作需要患者和治疗师密切配合，勿用力过猛，或用力过小。

4. 患者用力大小以感受到疼痛为限。

5. 患者主动活动用力由小到大，速率根据治疗师指令而定，一般 3~5 次。

6. 治疗师手指按压不宜暴力或次数过多，避免术后肿胀。

7. 如果是足底肌肉、关节囊等软组织受损,则需要做足趾屈曲位抗阻力动推疗法。

二、跖趾关节牵伸下动推疗法

患者体位:坐位,患足悬空。

治疗师位置:坐于患者前方。

起始姿势:患者患侧足趾屈曲。治疗师右手手掌置于患侧足趾掌侧(图 10-14A)。

操作手法:治疗师右手用力,对患者足趾进行屈曲位牵伸,左手同时按揉跖趾关节疼痛部位(图 10-14B),按揉力度由小到大,按揉 3~5 次,以指下条索感减轻或消失为宜。

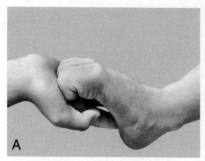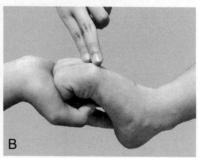

图 10-14　跖趾关节牵伸下动推疗法

A.跖趾关节牵伸起始姿势;B.跖趾关节牵伸下动推手法

适应证:跖趾关节软组织损伤等。

注意事项:

1. 本手法中治疗师左手按揉的部位通常为跖趾关节囊,或跖骨深横韧带,或趾短伸肌。如果治疗师能精确判断是哪部分劳损,则按压相应的韧带、肌腹或关节囊。

2. 本手法为被动活动,不需要患者配合,勿紧张,注意放松就好。

3. 治疗师左手按揉轻重交替进行,需要注意与右手用力配合进行。

4. 治疗师左侧手指按揉不宜暴力或次数过多,避免术后肿胀。

5. 如果是足底肌肉、关节囊等软组织受损,则需要做足趾背伸位牵伸下动推疗法。

三、跖趾关节功能性活动下动推疗法

患者体位:站立位。

治疗师位置:蹲立于患者前方。

起始姿势:患者患足脚尖踏于台阶上(图 10-15A)。

操作手法:患者脚尖负重,同时治疗师左手示指、中指对跖趾关节或足背疼痛处进行按揉,按揉力度由小到大,按揉3~5 次,以指下疼痛减轻或消失为宜(图 10-15B)。

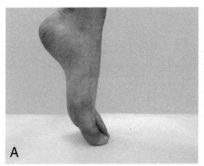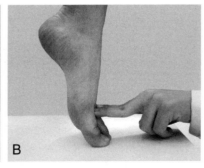

图 10-15　跖趾关节功能性活动下动推疗法
A. 起始姿势;B. 跖趾关节功能性活动下动推手法

适应证：跖趾关节软组织损伤、骨关节炎等。

注意事项：

1. 本手法中治疗师左手按揉的部位通常为跖趾关节囊，或跖骨深横韧带，或趾短伸肌。如果治疗师能精确判断是哪部分劳损，则按压相应的韧带、肌腹或关节囊。

2. 鉴于踝关节损伤经常影响步行、跑跳等活动，如果这些活动时跖趾关节或足背疼痛，动推疗法还需要在这些活动下进行，注意循序渐进。

3. 本手法中为主动运动，每次操作需要患者和治疗师密切配合，勿用力过猛，或用力过小。

4. 患者用力大小以感受到疼痛为限。

5. 患者主动活动用力由小到大，速率根据治疗师指令而定，一般 3~5 次。

6. 治疗师手指按揉不宜暴力或次数过多，避免术后肿胀。

7. 如果是跖趾关节足底部肌肉、关节囊等软组织受损，则需要做足底功能活动下的动推疗法。

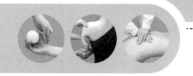

第十一章
颈椎动推疗法应用

颈项部动态稳定性由前后或内外侧的肌肉组织协调实现,静态稳定性由骨关节、韧带、椎间盘等提供。急性损伤通常是肌肉软组织损伤,而慢性劳损多首先是小关节、椎间盘退变,逐渐波及所有动静态稳定性结构,动推疗法时需要分别加以处理。

第一节　颈椎急性损伤动推疗法应用

急性损伤时常主要波及浅层肌肉,如落枕时主要表现为胸锁乳突肌、肩胛提肌或斜方肌痉挛,动推疗法经常应用于这些肌群。胸锁乳突肌位于颈部的两侧,大部分被颈阔肌所覆盖,起自胸骨柄和锁骨的胸骨端,二头会合斜向后上方,止于颞骨的乳突。一侧胸锁乳突肌收缩使头屈向同侧,面部转向对侧;两侧同时收缩可使头后仰。动推疗法在急性损伤时重点是在牵伸中放松胸锁乳突肌,主动抗阻力运动中的手法推拿宜轻柔、阻力宜较小。牵伸右侧时头转向左肩,牵伸乳突端时适当侧屈,牵伸胸骨、锁骨端时适当低头,按摩手宜以手指在右侧平行于胸锁乳突肌肌纤维方向轻柔按压(图 11-1),按压力量过大,易导致皮肤触痛,注意勿操作于胸锁乳突肌前的颈部血管上。抗阻力动推疗法治疗右侧胸锁乳突肌时,头转向右侧,按压的也是右侧肌纤维。

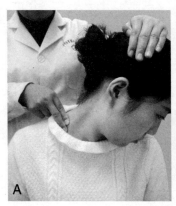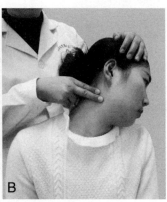

图 11-1　胸锁乳突肌动推疗法
A.锁骨端动推疗法;B.乳突端动推疗法

　　肩胛提肌呈带状位于项部两侧,斜方肌的深面,收缩时上提肩胛骨,一般落枕时一侧肌痉挛明显,耸肩抗阻力时按压肌肉起止点及其肌腹处,按压颈 1-4 横突后结节时宜轻柔,按压肩胛骨内上角可稍重。也可以肩胛端固定,头后伸时按压阿是穴(图 11-2),或者同侧屈时,轻微内外旋转颈椎时,按压肩胛内上角的痛点。牵伸肩胛提肌在头端固定时不容易有效,最好在肩胛端固定时低头或向对侧屈时进行,此时的按压亦需由轻到重。

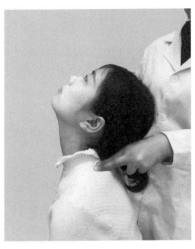
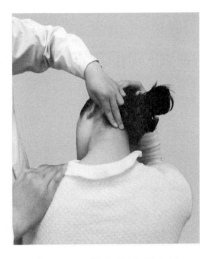

图 11-2　肩胛提肌动推疗法　　　图 11-3　斜方肌动推疗法

　　斜方肌位于颈部和背上部的浅层,一侧呈三角形,两侧合并为斜方形。起自枕外隆凸、项韧带和全部胸椎棘突,肌束向外集中分三部分止于锁骨、肩峰和肩胛冈。脊柱固定时,一起收缩(特别是中部肌纤维)可使肩胛骨向脊柱靠拢,上部肌束收缩提肩胛骨(耸肩),下部肌束收缩降肩胛骨,此时动推疗法中的手法按压主要是远端止点如锁骨、肩峰和肩胛冈附近。而如果肩胛端固定,头后仰或头向一侧屈曲同时面转向对侧时,动推疗法中的手法按压主要是脊柱端止点如项韧带、颈胸椎棘突等(图 11-3)。由于骨性结构的原因,被动牵伸斜方肌上部肌纤维较易,为了达到最大牵伸,常借助患者健侧上肢进行,中部及下部肌纤维被动牵伸较难。

第二节　颈椎病动推疗法应用

颈项部慢性病变以颈椎病较多见,动推疗法需要根据不同的颈椎病类型分型施治。颈段脊柱上连颅骨,下接第 1 胸椎,从侧方观察,颈椎排列呈前凸弧度。虽然颈椎在脊椎椎骨中体积最小,但它的活动度和活动频率最大,而且解剖结构、生理功能复杂,所以容易引起劳损和外伤,导致颈椎病。颈椎椎体上面周缘的两侧偏向后方,有脊状突起,称为钩突。钩突与相邻的上一椎体下缘侧方的斜坡对合,构成钩椎关节,钩椎关节退变可较早出现。此关节能防止椎间盘向侧后方突出,但当因退变而发生骨质增生时,增生的骨刺则可能影响位于其侧方的椎动脉血液循环,并可压迫位于其后方的神经根。颈椎椎间盘的生理功能除了连接相邻颈椎外,更重要的是减轻和缓冲外力对脊柱、头颅的震荡,保持一定的稳定性,参与颈椎的活动,并可增加运动幅度。颈椎间盘发生变性突出或椎体后缘骨质增生,或随年龄增长黄韧带弹性降低、易折曲而突入椎管,均可直接压迫脊髓,产生下肢麻木、头重脚轻,甚至肢体瘫痪等症状。临床上根据影响部位的不同,通常把颈椎病分成颈型、椎动脉型、交感神经型、神经根型及脊髓型来诊治。

一、颈型颈椎病

对于颈型颈椎病来说,病位主要在颈、肩、胸背局部,病理改变也主要是骨关节、椎间盘退变后周围的肌肉、韧带失衡,动推疗法可以类似于颈椎肌肉、韧带损伤治疗,只不过不同于急性损伤以被动牵伸和轻柔手法为主,慢性劳损可以加强抗阻力动推疗法,通过提高颈椎动态稳定性来代偿静态失衡。颈椎韧带有项韧带、棘间韧带、黄韧带、后纵韧带、前纵韧带及寰椎、枢椎间韧带等,颈项部韧带虽然较多,但颈椎病中以项韧带钙化、纤维化多见。

项韧带一般被认为是颈椎棘上韧带和棘间韧带在颈项部的增厚增粗,它起自枕外隆凸和枕外嵴,向下到第7颈椎棘突并续于胸椎棘上韧带。项韧带是颈项部肌肉的重要附着点,如斜方肌、颈夹肌、小菱形肌、上后锯肌等,或者说是这些肌纤维移行为项韧带。在颈项上部枕外隆凸到颈1区域,主要是与斜方肌紧密相连。在颈2-4,项韧带可分为浅深两层,浅层为斜方肌、头夹肌水平移行而来,深层则为斜方肌、头夹肌及半棘肌腱膜等交叉而成。在颈项下部颈5-7节段,斜方肌、颈夹肌、小菱形肌、上后锯肌移行、交叉为项韧带并附着于棘突上。不同于肌肉劳损常有活动痛、活动受限等明显临床表现,项韧带钙化临床表现常不明显,多为按压酸胀,但项韧带钙化较肌肉劳损更难处理,处置不当常常是颈椎病反复发作的根源之一。

对于这类劳损,除了在低头被动牵伸项韧带时直接按压棘突之间痛点或阿是穴外(图11-4),主要还可以按压棘突旁边肌纤维移行的部分,如果按压斜方肌等肌群,按压时还可以配合主动抗阻力后伸等颈项运动。项韧带上、中、下部不同区域,由不同的肌纤维移行而来,动推疗法处理时亦因部位不同而有所区别。基本处理方法同颈项部肌纤维的动推疗法,如落枕时的斜方肌动推疗法。颈夹肌位于斜方肌深层,起于上部胸椎和颈7的棘突及项韧带,止

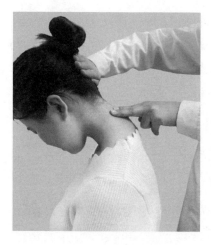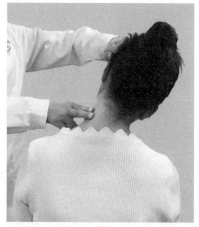

图 11-4　项韧带动推疗法　　　图 11-5　颈夹肌动推疗法

于上 3 个颈椎横突后结节,一侧夹肌收缩使颈侧向同侧并回旋,双侧收缩使颈椎后仰。动推疗法作用于颈夹肌时需要在其起止端按压,同时进行颈夹肌的被动牵伸或做抗阻力运动,如向对侧被动屈曲并旋转颈项时按压颈 5-7 段项韧带或颈 1-3 横突后结节,按压时方向注意与肌纤维方向一致(图 11-5)。

　　小菱形肌位于斜方肌深层,起于项韧带下部,第 6、7 颈椎棘突,肩胛骨内侧缘和脊柱之间,肌纤维由内上向外下斜行,止于肩胛骨内侧缘,近固定使肩胛骨上提、后缩和下回旋,远固定时两侧收缩使脊柱后伸。动推疗法作用于小菱形肌,手法按压时要结合近固定、远固定两种运动模式。近固定时头颈不动,被动或主动活动肩胛骨,而远固定时肩胛骨不动、头颈活动,按压点常接近活动端。上后锯肌位于菱形肌深面,起于项韧带下部,第 6、7 颈椎和第 1、2 胸椎棘突,肌纤维斜向外下方,止于第 2-5 肋骨肋角的外侧面,作用为上提肋骨以助吸气。鉴于上后锯肌的功能,如果项韧带劳损波及上后锯肌,患者可以出现胸闷、呼吸费力等症状,故动推疗法处理上后锯肌时需要配合患者吸气运动,手法按压点类似于中医腧穴中的大椎穴、大杼穴、风门穴、肺俞穴等,这些穴位常用于肺系疾病如哮喘、肺炎等。

二、椎动脉型和交感神经型颈椎病

椎动脉型颈椎病和交感神经型颈椎病经常一起出现,动推疗法处理方法基本类似。由于椎动脉表面富含交感神经纤维,当交感神经功能紊乱时常常累及椎动脉,导致椎动脉的舒缩功能异常。因此,交感型颈椎病在出现全身多个系统症状的同时,还常常伴有椎-基底动脉系统供血不足的表现。同样的,如果颈椎病导致椎动脉受累,患者也常见交感神经功能紊乱的表现。椎动脉型颈椎病除有头晕、颈项部不适的症状外,80%的人可有偏头痛、耳鸣,还可以有记忆力减退(60%),视物模糊等眼睛症状(40%),失眠、抑郁等精神症状(40%)、发音吞咽障碍(20%),以及胃肠、心血管、呼吸系统症状。

一般解剖学上将椎动脉分为四段:第一段为椎动脉发出至椎动脉进入第六颈椎横突孔,为颈部;第二段为椎动脉走行于上六位颈椎的横突孔中,为椎骨部;第三段为椎动脉出寰椎横突孔后走行于寰椎动脉沟内,为枕部;第四段为椎动脉通过枕骨大孔,进入硬脊膜后沿变为颅内段。其中第三段位于枕部与寰、枢椎之间,是颈椎旋转的主要部位,约占颈椎全部旋转的30%~50%,容易受压,影像学上根据其走行特点将此段分为几部分。而枕下肌群主要司寰枢椎旋转运动,故对于椎动脉型和交感神经型颈椎病来说,枕下肌群的动推疗法显得尤为必要。

从解剖结构上看,椎动脉从头后大直肌、小直肌、上斜肌、下斜肌构成的枕下三角通过,其间还有枕下神经通过,故椎动脉型颈椎病患者除了有头晕症状外,还易有头痛症状,故对枕下肌群进行动推疗法,不仅有益于椎动脉血供更通畅,还可以治疗部分枕下神经卡压引起的头痛。动推疗法要起到明显作用,需要了解这些肌肉的走向及功能。头后大直肌起于枢椎棘突侧面,向上止于枕骨下项线下骨面的外侧,双侧收缩头向后仰,单侧收缩头向同侧旋转。头后小直肌起于寰椎后结节,向上止于枕骨下项线下骨面的内侧,其外侧部被头后大直肌覆盖,双侧收缩头向后仰。头后上斜肌起自寰椎横突,止于枕骨粗隆下的上项线,双侧收缩头部后伸,单侧收缩头向对侧屈。头后下斜肌起于枢椎棘突,止于寰椎横突,头向后侧旋转。颈椎旋转主要在颈1-2之间发生,而头后大直肌、头后下斜肌起旋转作用,故如果是颈椎旋转引起椎动脉型颈椎病发作或加重,动推疗法需要主要作用于这两部分肌肉,当然,另外一侧起拮抗作用的胸锁乳突肌、肩胛提肌和斜方肌的动推疗法治疗亦不能忽视,可以两手同时操作。按压头后大直肌及头后下斜肌时,主要按压枢椎

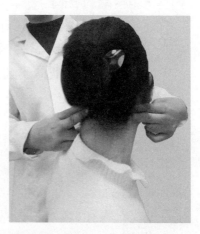

图 11-6　颈部双侧旋转肌动推疗法

的棘突侧面,而另一侧主要按压乳突、颈 1-4 横突后结节及项韧带等处(图 11-6)。如果是低头或后仰时头晕,则需要考虑进行头后小直肌和头后上斜肌的动推疗法。

三、神经根型颈椎病

对于神经根型颈椎病来说,考虑到存在椎间盘突出和小关节骨质增生,常常有颈椎侧方移位、旋转移位或前后方移位,需要配合颈椎关节松动技术来尝试松开神经卡压。颈椎关节松动技术包括分离牵引、垂直按压棘突、侧方按压棘突、垂直按压横突、垂直松动椎间关节、屈伸摆动、侧屈摆动、旋转摆动。分离牵引可以牵拉颈椎肌群以减轻椎间盘的压力,需要根据颈椎上部、下部牵引的方向略有不同,牵引过程中操作者示指、中指或拇指指腹也可以同时对相应的棘突施以按揉。屈伸、侧屈、旋转摆动分别根据前后向、侧向、旋转移位施以复位手法,复位前需评估是否存在该方向的移位、准确判断移位椎,然后施以适当力量的手法,不追求咔嚓声为复位成功标准。

颈椎生理曲度变直甚至反弓在神经根型颈椎病中较为多见。颈脊柱在胚胎时期是呈后凸的,在幼儿抬头起坐后逐渐变为前凸,这种变化称为继发曲度。颈椎继发的生理曲度顶点主要是在颈 4、颈 5,此处椎间盘前厚后薄,颈椎中段形成一向前凸出的弧度,在正常侧位 X 线片上能明显看到。颈椎生理曲度的存在,能增加颈椎的弹性,减轻和缓冲重力的震荡,防止对脊髓和大脑的损伤。急性颈椎外伤(包括落枕)由于肌肉的疼痛、痉挛牵拉到椎骨,可以引起颈椎曲度变直。由于长期坐姿不良、着凉等原因可引起颈肩部肌肉疼痛而痉挛;或根型颈椎病急性期,由于受累的关节囊、韧带及小关节的炎症引起的疼痛症状,也可反射性地使颈部肌肉痉挛,邻近的神经根受激惹,颈肩部肌紧张、活动明显受限,可引起颈椎生理曲度变直。如果没有颈椎曲度变直的结构性因素,通过治疗使得肌肉紧张或痉挛松开,生理曲度多可恢复,神经根压迫也相应减轻。故在神经根型颈椎病的治疗中,颈椎关节松动技术需要与肌肉被动牵伸及主动抗阻力的动推疗法相结合。

四、脊髓型颈椎病

对于脊髓型颈椎病来说,原则上宜尽早手术治疗,勿发展成为不可逆的神经损伤乃至瘫痪。一般不建议手法治疗。

第三节　颈椎功能性活动下动推疗法应用

颈椎动推疗法功能适应性训练,表现在颈椎屈伸、侧屈、旋转活动时,也表现在卧位、站立位、行走、跑步、上下楼、蹲下等生活动作中,要获得尽可能好的康复,需要在这些情况下进行功能性活动下动推疗法。

具体实施颈椎功能性活动下动推疗法时,需要结合患者的病情、身体状况以及需求来综合考虑。神经根型颈椎病需要注意不要过早结合上肢活动,特别是受累侧上肢,在急性期需要减少生活活动来减少对受累神经根的刺激。椎动脉型颈椎病患者头晕发作通常在不同的生活事件中,严重的患者需要根据患者当时的体位及严重程度来合理运用动推疗法,循序渐进,方能逐渐恢复家务乃至工作活动。

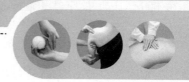

第十二章

肩关节动推疗法应用

第一节　盂肱关节动推疗法应用

通常说的肩关节是盂肱关节，它的解剖结构较与之类似的髋关节松弛得多，允许肩有更大的活动范围。这样，远端的手就可以有精确动作，除粗大运动外，还可做许多技巧性的运动。不过，高度的灵活性是以稳定性削弱为代价的，因此，盂肱关节受伤的机会较多，特别是在做动态的头上活动时更易出现。动推疗法操作要取得更好的效果，也应该经常在头上活动时实施，应该对其动态和静态稳定装置进行动推疗法。

一、盂肱关节动态稳定装置的动推疗法应用

跨过盂肱关节的肌肉提供关节动态的稳定性，来弥补不稳定的肩关节骨性结构和稍薄弱的韧带排列在稳定性方面

的缺陷。当盂肱关节损伤时,常常首先是周围肌肉的损伤,再才是韧带和骨关节软骨损伤。动推疗法用于肩关节时,首先调整肩部及其周围肌肉来恢复动态稳定性,然后针对韧带、骨关节在其中的角色分而治之。

作用于盂肱关节的肌肉包括背阔肌、胸大肌、三角肌、大圆肌、喙肱肌、肩胛下肌、冈上肌、冈下肌和小圆肌。前两者产生于中轴骨而止于肱骨,属于多关节肌;后面的肌束都是起于肩胛骨而止于肱骨,属于单关节肌。相对而言,背阔肌、胸大肌属于工作肌,做功较多,容易急性损伤。而单关节肌属于稳定肌,经常成对出现,四周包绕增厚加固关节囊,急性损伤后多形成肩袖撕裂,不过临床中以慢性损伤更多见,是肩周炎形成的主要成因之一。

单一肌束受伤时对这一肌束进行动推疗法治疗即可,而肩袖急慢性损伤常波及范围较大,故动推疗法常需要在多个体位、多个方向进行综合调整。

1. 背阔肌　起于胸椎 7-12 棘突、胸腰筋膜、髂嵴和第 10-12 肋,止于肱骨小结节嵴,是位于胸背区下部和腰区浅层较宽大的扁肌。近端即脊柱固定时,伸展、内收、内旋肱骨,当肱骨固定时,一侧收缩拉脊柱向同侧弯曲,两例收缩时,则提躯干向上,如攀爬时拉起肢体,并可辅助吸气。背阔肌可有急性损伤及慢性肌筋膜炎,这些功能可有不同程度受限,表现为肩痛或背痛。动推疗法时需要在近端固定时、远端固定时及呼吸时,对背阔肌进行手法调整。动推疗法进行急性损伤抗阻力治疗时,患者用力宜轻度抗阻或不抗阻,多采取近端固定方式,在肩关节后伸、内旋(如划船)姿势的基础下,手法按压脊柱起点或肌腹(图 12-1),注意需在不同的后伸、内旋及内收的角度进行,用力方向多近轴位。如果要治疗背阔肌头端及外侧,需要在肩上举或远端固定(如引体向上)时进行按压痛点,活动方向自头上向肩。如果治疗背阔肌下部,则需要活动方向自头上至髋以下。急性损伤时要缓解肌紧张主要是被动牵伸背阔肌,治疗师用力方向与主动抗阻力时相反。慢性肌筋膜炎时,抗阻力宜大。

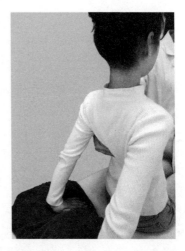

图 12-1 背阔肌动推疗法

2. 胸大肌 起自锁骨内侧,胸骨和第1-6肋软骨,分上部、中部、下部三部肌束向外侧集中,止于肱骨大结节嵴。近固定向心收缩时,可前屈、内收、内旋肱骨;远固定时,拉躯干向手臂靠拢,并协助吸气。动推疗法实施时需要分三部分来处理损伤的胸大肌肌纤维,并需要分别在远端、近端固定以及呼吸时调整神经肌肉控制。如肩痛时调整胸大肌肩部止点,胸痛时调整胸部起点。以卧推杠铃为例,随着两手窄握、与肩同宽、宽握,训练部位由胸大肌中部、全束至外部,按压手可以分别作用于这些部位。动推疗法治疗上束或下部肌纤维,可以分别侧向抗阻力时按揉治疗。

3. 三角肌 起于锁骨外侧、肩峰和肩胛冈,肌束分别在前、中、后3个方向逐渐向外下方集中,止于肱骨体三角肌粗隆,是肩关节主要外展肌。近固定时,前部纤维收缩还可使肩关节前屈、水平屈和内旋;中部纤维收缩使肩关节水平外展;后部纤维收缩使肩关节后伸、水平伸和外旋。远固定时,三角肌使躯干和上肢分离。动推疗法时,可以通过前束前平举、中束侧平举、中束侧平拉及后束直立推举分别对3个方向的肌束进行抗阻力训练,增强各方向的三角肌力量。三角肌前束易短缩,需要被动牵伸下的动推疗法施治,患者宜侧卧位或坐位,肘关节略屈,上臂处于后伸、略外旋位被动牵拉,同时治疗师右手按压前束上阿是穴(图12-2)。

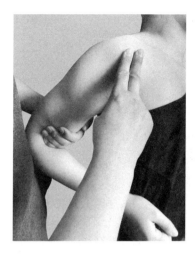

图12-2 三角肌前束动推疗法

4. 肩胛下肌 位于肩胛骨前面,呈三角形,起自肩胛下窝,肌束向前上经肩关节的前方,止于肱骨小结节,作用是使肩胛关节内收和内旋。其上部纤维有前屈作用,中部及下部纤维有后伸作用。当肩外展增加时,肩胛下肌的内旋作用减弱,而上部纤维前屈作用就增强,反之当后伸时,内旋作用加强。故动推疗法加强摸背活动时,主动抗阻力训练刺激肩胛下肌中、下部肌纤维,被动牵伸注意先前屈再旋外。

5. 冈上肌 起始于肩胛骨的冈上窝,被斜方肌和三角肌覆盖,穿过肩峰,肌腱在喙肩韧带及肩峰下滑囊下面、肩关节囊上面的狭小间隙通过,止于肱骨大结节上部。该肌受肩胛上神经支配,上臂外展运动,首先由冈上肌启动,外展至30°后,三角肌发挥更大作用,如冈上肌瘫痪,则臂外展启动困难。冈上肌作用为固定肱骨于肩胛盂中,并与三角肌协同使上肢外展,由于活动频繁又是肩部肌肉收缩力量的交汇点故易损伤,在冈上肌损伤时,动推疗法可以按压冈上窝及大结节上部,同时进行肩关节外展,特别是在30°范围内(图

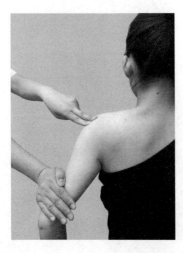

图 12-3　冈上肌动推疗法

12-3)。当肩外展至 90° 时,肩峰下滑囊完全进入肩峰下面,冈上肌腱更容易受到肩峰摩擦,故冈上肌肌腱炎时动推疗法主要在肩关节外展 90° 附近进行牵伸及主动抗阻力训练调整。冈上肌肌腱与冈下肌、肩胛下肌、小圆肌共同组成肩袖,与三角肌是协同肌,有慢性劳损时,处理这些肌束可以缓解冈上肌的压力。

6. 大圆肌　位于小圆肌的下侧,其下缘为背阔肌上缘遮盖,整个肌肉呈柱状,起于肩胛骨腋缘骨面下 1/3 段的背面,位于冈下肌附着处下段的外下方,大圆肌下段附着处占据肩胛骨下角背面的外 1/2。肌束向外上方集中,止于肱骨小结节嵴。其作用为肩关节旋内、内收及后伸,由于该肌对手臂的作用同背阔肌很相像,所以,被称为"背阔肌的小助手"。按压大圆肌肩胛骨附着处压痛点时,患者俯卧位,上肢后伸紧靠躯体,或坐位上肢自然下垂,治疗师拇指向下移至肩胛骨背面下 1/3 段。

7. 冈下肌　位于肩胛骨背面的冈下窝内,部分被三角肌和斜方肌遮盖,为三角形的扁肌。起于冈下窝,止于肱骨大结节中部。近固定时,可使上臂旋外、内收和后伸,是肩关节主要的外旋肌。肩胛下肌、胸大肌和前三角肌是冈下肌和后三角肌旋外功能的拮抗肌。长时间开车时把手放在方向盘上以及打字时肘关节悬在半空中,冈下肌和肩胛下肌会处于持续收缩状态而出现劳损,因此动推疗法需要在伸手向前的工作姿势下进行冈下肌和肩胛下肌的痛点按压,侧卧痛时也主要责之于冈下肌。

8. 小圆肌　起于肩胛骨腋缘骨面上 2/3 段的背面,位于冈下肌附着处上段的外侧,其作用是与冈下肌协同使上臂外旋并内收。长期坐位圆肩驼背时,外旋肌群处于短缩无力状态,故患者常表现为不动时、夜间时肩后酸沉或疼痛较重,动推疗法既需要加强外旋肌力,又需要内旋牵伸以恢复肌肉长度。训练并按压小圆肌肩胛骨附着处压痛点时,患者患侧手掌需要抱住颈后部、肘关节自然屈曲,治疗师用右手四指抵住肩胛骨腋缘骨面外侧,右手拇指指腹沿着腋缘骨面背侧滑动按压,可查得压痛点及硬结与条索。

肩关节的动态稳定性主要由构成旋转袖的肌肉组成,包括肩胛下肌、冈上肌、冈下肌和小圆肌,它们和二头肌长头一起来控制肱骨头位置及防止肱骨头相对于肩胛盂的过度移位。这些肌肉保证肱骨头在最小的移位同时实现肩关节的各种工作,肱骨头的稳定性需要旋转袖的肌肉协同收缩来实现,如果这些肌肉成分间失衡,盂肱间力学异常就会导致肩袖急性撕裂或慢性劳损,有些年轻时候的慢性劳损是女性50 岁左右发生肩周炎的重要因素。

肩胛下肌内旋肩关节,冈下肌和小圆肌外旋肩关节,两者间的协调对于肩关节旋转时的平衡起关键作用。如肩周炎内旋疼痛时,需要在最大内旋位小幅度抗阻活动同时,沿肩胛下肌肌纤维方向按压小结节止点处,内旋受限时在最大受限位做关节松动的同时按压痛点,之后进行被动内旋时按压冈下肌和小圆肌在大结节及肩胛窝的起止点,以增加内旋幅度。如外旋肩关节疼痛或受限,则与之类似处理外旋主动肌,如冈下肌和拮抗肌。在头上运动旋转或转动时,冈下肌、小圆肌和肩胛下肌的协同收缩更是抑制和压迫肱骨头在关节盂内,此体位失稳定时,动推疗法需要对这三部分肌肉进行牵伸和抗阻力训练。

如果是单纯外展上举不稳定,则主要是三角肌和旋转袖下部肌肉之间的失衡,抗阻力上举时动推疗法调整三角肌肩峰止点,被动上举时主要牵伸并按压旋转袖下部肌肉肌腹或肩胛骨止点。在肩关节 0°~60° 外展范围,冈上肌收缩增加关节压迫力、旋转袖下部肌肉收缩降低肱骨头来稳定盂肱关节,此时动推疗法最好按压冈上肌肩胛冈上窝止点。在屈肘旋后时,肱二头肌长头也通过限制肱骨头向上移位而提供动态稳定性,需要被动或主动活动时分别予以处理。当肩袖肌群受损或劳损时,根据肌筋膜链理论,臂后伸线上有菱形肌、肩胛提肌、肩袖肌群、肱三头肌及小鱼际肌等,肩袖肌群和其余肌束相当于相互协同的作用,动推疗法调整肩袖肌群时,也需要配合调整臂后伸线上这些肌束。

二、盂肱关节的静态稳定装置动推疗法应用

盂肱关节的主要静态稳定装置是盂肱韧带、关节囊后部和盂唇。目前的研究表明,在正常的运动范围内,动力性结构起主要稳定作用,只有在极限体位时静力性稳定结构才发生作用,故多数情况下动推疗法不需要专门处理肩关节韧带,要处理时或处理与其相联系的肌束来调整相应的韧带稳定功能。

肩关节韧带有喙肩韧带、喙锁韧带、盂肱韧带、肩胛上横韧带等,其中喙肱韧带和盂肱韧带最为重要。前者起于喙突

背外侧基底,分两束和关节囊混合,主要止于大结节,加强冈上肌前束,动推疗法要调整喙肱韧带可以通过调整冈上肌前束,它有悬吊肩关节防止肱骨头向下移位的作用,故偏瘫时要刺激这部分韧带以保持其紧张度,防止肩关节半脱位;喙肱韧带小部分纤维止于小结节,和肩胛下肌上部分有联系,动推疗法也可以通过调整肩胛下肌来调整喙肱韧带,从而维持肩关节内旋稳定性。盂肱韧带分为上、中、下三个部分。盂肱上韧带较细,起于肩胛盂肱二头肌腱长头腱止点下方,与肱二头肌长头腱平行,止于肱骨小结节肩胛下肌腱止点的上方。盂肱中韧带起自盂唇及肩胛颈,附着于小结节;盂肱下韧带基底与肩胛下肌和肱三头肌之间的关节囊相混,加厚肩关节囊下部,可分为前束、后束和腋隐窝,盂肱下韧带在盂唇上的附着点,前份 02:00-04:00 方向,后份 07:00-09:00 方向,腋隐窝在两者之间,盂肱下韧带是头上运动中肩部最重要的稳定装置。动推疗法调整盂肱韧带的稳定性,可以分别通过调整肱二头肌、肱三头肌及韧带本身。

第二节　肩关节复合体动推疗法应用

广义的肩关节指肩关节复合体,是由盂肱关节、肩峰下结构(第二肩关节)、肩锁关节、喙锁连接(关节)、肩胛胸壁关节、胸锁关节等 6 个部分构成的。盂肱关节、肩峰下结构、肩胛胸壁关节是肩关节复合体的主要运动部分,是动推疗法主要干预的结构。喙锁连接、肩锁关节和胸锁关节属于微动部分,在肩关节粘连范围大时会波及,也需要予以动推疗法。肩关节复合体的动态运动及稳定性要求所有关节的整体协作,病变涉及一个以上的关节活动受限时,动推疗法需要对其他肩关节部分进行处理。

一、肩胛胸壁关节

在肩关节最初 30° 外展和 60° 前屈时,肩胛骨保持稳定不动,仅系盂肱关节运动,在此范围内的肩关节疼痛和活动受限可不处理肩胛胸壁关节,超过此范围的则需要动推疗法施治。肩关节继续外展前屈时,盂肱关节与肩胛胸壁关节开始联动,活动比例为 2∶1,即每抬高 15° 时,其中盂肱关节活动 10°,肩胛胸壁关节活动 5°。动推疗法前需要评估在肩关节受限中肩胛胸壁关节的影响程度,在相应的位置予以干预。

由于肩胛胸壁关节不具关节的结构,其活动受限实质是周围肌束粘连或协调不力,故动推疗法只需处理周围肌群。它们包括提高肩胛骨的肩胛提肌、上斜方肌;内收肩胛骨的中斜方肌和菱形肌;内收和降低肩胛骨的下斜方肌;降低肩胛骨的胸小肌;外展和上旋肩胛骨的前锯肌。在其他肩胛肌提供肩胛骨稳定性时,前锯肌是肩胛骨移动的主要肌束,是肩关节粘连后主要松动的肌纤维。而对于驼背溜肩者来说,要牵伸胸小肌和下斜方肌,增强上斜方肌、肩胛提肌和前锯肌的力量,训练时同时按压这些肌纤维上的痛点。肩胛骨的运动包括上提、下抑、外旋、内旋、外展及内收 6 种运动,任何一个方向的运动都是由相互协同而又相互拮抗的肌肉共同完成的,故实施动推疗法时,不仅是对起主动运动的单一肌束进行处理,对相应的拮抗肌束也应使用动推疗法中的神经肌肉控制方法予以施治。

二、第二肩关节

肩峰下结构又称第二肩关节,主要是肩峰下滑囊,肩关节复合体的任何活动都要涉及这一关节。肩峰下滑囊又名三角肌下滑囊,分为肩峰下部分和三角肌下部分,两部分之间相互连通。滑囊将肱骨头与三角肌及肩峰喙肩穹隆分开,冈上肌腱与肩峰之间为肩峰下滑囊,多数肩峰下滑囊炎继发于冈上肌腱病变,二者往往同时并存且相互影响,故动推疗法治疗肩峰下滑囊炎时手法基本与冈上肌肌腱炎相同,不同的是还要调整三角肌的前、中、后束之间的关系。

三、肩锁关节

肩锁关节由肩胛骨肩峰关节面与锁骨肩峰端关节面构成,有连接于肩胛骨喙突与锁骨下面的喙锁韧带及连接于其上的肌束(如三角肌等)加固。肩锁关节一是司肩胛骨垂直上下活动,如耸肩活动,二是司关节盂前后活动,如推铅球活动,动推疗法在调整肩锁关节时可参考关节松动技术,一手触摸关节的一端,在肩胛骨上下、前后运动中分别按压肩胛骨及锁骨。

四、胸锁关节

胸锁关节由锁骨的胸骨关节面与胸骨柄的锁骨切迹及第1肋软骨的上面共同构成。近端有胸大肌上束附着于锁骨胸骨端,中束附着于胸骨,远端有斜方肌、三角肌等附着,胸锁关节活动可表现为肩胛骨的前后、上下活动,此外,尚能做轻微的旋转运动,胸锁关节病变时,动推疗法可在这些活动下手法调整附着于其上的肌束。

第三节　肩关节功能性活动下
动推疗法应用

肩关节在肘关节、腕关节及手指关节处于不同的姿势、不同的速度及不同持物重量下,其骨、关节、软组织的受力均有所不同,要获得尽可能好的康复需要在不同的体位下实施动推疗法,以增强生活适应能力,如梳头、洗脸、如厕乃至攀岩等情况下进行动推疗法。

具体实施肩关节功能性活动下动推疗法时,需要结合患者的病情、身体状况以及需求来综合考虑。除对肩关节进行这些姿势下的动推疗法外,鉴于肩关节的问题常同时有颈椎、胸椎或肘关节功能紊乱,亦应同时在这些姿势下对其周围这些关节(如颈椎等)进行动推疗法。

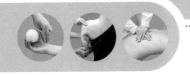

第十三章
腰椎动推疗法应用

Write 等(1987 年)最先提出脊柱稳定性的概念,认为在生理条件下脊柱各结构能够维持其相互间的正常位置关系,不会引起脊髓或者脊神经根的压迫和损害,称为"临床稳定"。腰部的稳定性因素包括四大类:①结构性稳定器,椎体的形状与大小,关节面的形状、大小与方向;②动力性稳定器,韧带、纤维环、关节面软骨;③流体力学稳定器,髓核的膨胀度;④随意性稳定器,即整体运动肌和局部稳定肌。以上四种因素的病理改变都可导致脊柱稳定性的下降,其中由随意性稳定器直接或间接引起的功能障碍,最适合采取动推疗法治疗。

第一节　腰椎随意性稳定器的动推疗法应用

随意性稳定器中的局部稳定肌在肌肉保持脊柱稳定的

作用中起主要作用,而整体运动肌是身体运动的主要动力来源,还起辅助保持脊柱稳定的作用。整体运动肌位于浅层,多数是双关节或者多关节肌,跨过胸廓和骨盆,如竖脊肌、背阔肌、腰方肌及臀部肌群等,这些肌肉阔大,收缩力强,是椎体运动和做功的源泉。腰部局部稳定肌接近腰椎的中心,常位于深部,多为单关节肌或者单一节段分布,反应时间短、力臂较短,长度变化较小,有利于神经系统快速而有效地调节腰椎的稳定,从而有利于腰椎的稳定。脊柱最重要的局部稳定肌为多裂肌,其他有腹横肌、腰大肌、腹内斜肌后部、横突间肌、棘间肌和回旋肌、横隔膜及骨盆底肌等。在动推疗法治疗应用中,需要区分是运动肌损伤还是稳定肌的问题,分别予以治疗。通常活动痛要调整背阔肌等运动肌的功能,而静息痛或僵硬感在动推疗法中主要处理局部稳定肌。急性损伤常常仅处理整体运动肌,慢性劳损及骨关节疾患两者都要调整。

腰椎有前屈、后伸、侧屈和旋转活动,分别由不同的肌群协调完成,有腰脊柱伸肌群、腰脊柱屈肌群、腰脊柱侧屈肌群、腰脊柱旋转肌群,协助腰椎运动的还有臀肌和腘绳肌等。直接作用于脊柱的伸肌有棘突间肌和骶棘肌,直接作用于腰椎的屈肌为腰大肌和髂肌,间接作用于腰椎的屈肌为腹直肌。使腰部侧屈的肌肉有横突间肌、腰方肌及背阔肌。旋转腰椎的肌肉有紧贴腰椎的横突棘肌和远离腰椎的腹内斜肌。动推疗法需要针对它们不同的位置及功用予以不同的运动和按压手法。

竖脊肌也叫骶棘肌,可以分为三组肌肉,最长肌、髂肋肌和棘肌,是背肌中最强大的,腰部竖脊肌更粗大,以腰部最长肌和髂肋肌为主。它们以总腱起自骶骨背面、腰椎棘突、髂嵴后部和胸腰筋膜,向上分为外侧的髂肋肌止于肋角,中间为最长肌,止于横突及其附近肋骨。Sung 等研究下腰痛患者竖脊肌发现,下腰痛患者胸段竖脊肌的易疲劳性明显高于腰段竖脊肌。有学者认为,髂肋肌与多裂肌在脊柱平衡中的作用表现不同,前者主要是对抗额状面的外力,后者则主要对抗矢状面上的外力。Dofferhof 等研究发现,与无负重行走相比,一侧负重行走时,同侧的多裂肌收缩时间缩短,对侧收缩无增长,而不同的个体同侧髂肋肌收缩的表现也各不相同,有的无收缩,有的收缩时间缩短,对侧髂肋肌收缩时间增长,因此,髂肋肌在腰椎侧弯中的作用较多裂肌更为重要。竖脊肌两侧同时收缩可使脊柱后伸,是维持人体直立姿势的重要结构,故又名竖躯干肌。一侧竖脊肌收缩,可使躯干向同侧侧屈。故动推疗法应用于竖脊肌时,需要注重对于胸段的放松,在放松同侧的同时,需要对对侧的处理,故有左病右动(图13-1)。除了实施背伸下主动抗阻力动推疗法及屈曲下被动牵伸动推疗法以外,在侧屈下实施髂肋肌动推疗法可能疗效更好。

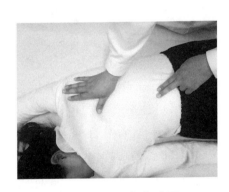

图 13-1　左病右动图

　　腰方肌位于脊柱两旁,起于髂腰韧带及髂嵴内缘后部,向上内斜行止于第 12 肋的下缘,部分纤维止于腰 1-4 横突。远端固定一侧收缩时,可使躯干向同侧倾斜,近端固定外展髋关节。两侧收缩时协助稳定躯干。外展大腿主要由腰方肌和臀中肌完成。故腰部侧屈受限或疼痛时需要对这两部分肌群进行动推疗法。被动牵伸腰方肌第 12 肋下缘止点时，患者侧卧，治疗师在其背后，患者靠近床边下肢偏后内收位，需要对侧腰下偏第 12 肋垫枕，以便肌群得到最大的牵伸，治疗师左手按压于大腿或臀部外侧，右手肘尖按压于腰方肌的近端止点(图 13-2)。如果牵伸及按压腰方肌起点，即髂腰韧带及髂嵴内缘后部处，垫枕搁于对侧腰下大转子处。

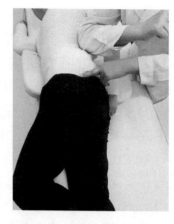

图 13-2　腰方肌动推疗法

横突棘肌由多个斜肌束组成，排列于由骶骨至枕骨的整个脊柱的背面，在竖脊肌的深层。肌束起自下位椎骨的横突，斜向内上方止于棘突，不同的肌层跨越 1-6 个椎骨不等。由浅而深可分为三层：浅层斜跨 4-6 个椎骨为半棘肌，主要位于颈椎和胸椎；中层斜跨 2-4 个椎骨为多裂肌，在腰部相对比较发达，也有说法腰部多裂肌分为浅、中、深三层，跨越 1-4 个椎骨，越往深层越短；深层为回旋肌，肌纤维最短，只斜跨一个椎骨。多裂肌作用有提供脊柱的节段稳定、保持脊柱的自然生理前凸、控制小关节的运动、调整椎体间压力和负荷的分配，节段间的多裂肌能调整和控制相应节段的负荷，是保护椎骨的主要肌肉。丁文元等研究退变性腰椎侧凸两侧椎旁肌的影像学改变发现，多裂肌相对于最长肌对脊柱畸形和失神经支配改变更为敏感，更容易发生不对称性退变，即多裂肌横截面积减少和脂肪浸润增加更加显著。Wilke 等对尸体腰椎进行模拟力学试验，在不同运动方式(屈、伸、侧屈和旋转)中测量 5 对肌肉收缩产生的力,发现多裂肌对腰椎的活动度影响最大。两侧横突棘肌收缩,有固定脊柱及少许背伸作用,单侧收缩可使躯干向同侧侧屈并转向对侧。动推疗法抗阻力作用于多裂肌等肌束时,需要对侧肩胛或

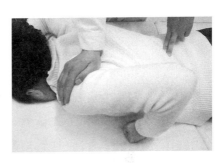

图 13-3　多裂肌动推疗法

下肢抬高,按压位置位于紧贴棘突沿多裂肌肌纤维方向(图13-3),按压力度由轻到重。

　　腰椎腹侧有髂腰肌发挥弯腰的作用,它由髂肌和腰大肌两部分组成,腰大肌起于胸12至腰5的椎体及椎间盘纤维环,髂肌起于髂窝,两者汇合形成髂腰肌穿越腹股沟韧带下、髋关节前方,向内后止于小转子及股骨干。近侧固定,髂腰肌有内收和外旋髋关节的作用。如下肢固定,一侧收缩,使躯干侧屈;两侧同时收缩,则可拉骨盆前倾以增加弯腰的作用,与其他肌肉合作可稳定髋关节,从而使躯干稳定。髂腰肌较粗大,临床中急性损伤较少见。由于现代人长期坐位较多,导致慢性髂腰肌肌肉萎缩或挛缩较多见,故动推疗法需要髂腰肌肌力增强技术和牵伸技术来抵抗短缩和肌力减退。如果有髂腰肌短缩导致骨盆前倾,采用远侧固定易导致前倾加重。此时牵伸髂腰肌,要近侧固定做髋关节外展外旋下的后伸牵伸(图13-4)。

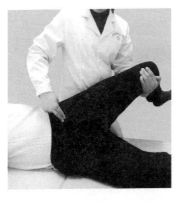

图 13-4　髂腰肌动推疗法

腹肌又是背部伸肌的拮抗肌,收缩时可使脊柱前屈、侧屈和旋转。在弯腰搬物时,腹肌收缩可从前面支持脊柱,在后面拉紧腰背筋膜,使竖脊肌更好地发挥作用,故弯腰障碍时要特别考虑到腹肌的动推疗法。弯腰或屈膝屈髋时两侧腹部肌群同时收缩,而旋转或一侧屈膝屈髋时,腹内、外斜肌等作用各不相同,任一有肌力减退或短缩对腰痛有明显加重的影响,动推疗法在腰痛中经常刺激腹部肌群。如弯腰或屈膝屈髋时疼痛,需要在腹部肌群(特别是腹直肌的起止端)做动推疗法,如按压第 5-7 肋软骨及剑突或远端的耻骨嵴,有腰痛时要减少弯腰抗阻力训练、多做屈膝屈髋抗阻力训练,避免加重椎间盘突出。向右侧转腰抗阻力时,按压右侧腹内斜肌的起止端或肌腹,如右侧腰背筋膜外缘、髂嵴及腹股沟韧带外侧部,或肋 10-12 下缘。右侧转腰抗阻力时,也可按压对侧(即左侧)的腹外斜肌起止端,如第 5-12 肋骨的外侧面。由于腹肌收缩时缩小腹腔、增加腹压以协助排便、呕吐和分娩,腹压增加还可使膈穹隆上升、协助呼气,故腰痛时要改善腹肌功能也可直接在深呼气期末按压紧张的腹肌肌腹上的阿是穴或起止点。

第二节　不随意性稳定装置的动推疗法应用

一、腰椎韧带

腰椎韧带除了强大的前纵韧带、后纵韧带、髂腰韧带及黄韧带外,还有横突间韧带、关节囊韧带、棘上韧带、棘间韧带等,急性韧带损伤以棘上韧带、棘间韧带撕裂多见,更多地以慢性劳损为主,如黄韧带肥厚、前纵韧带骨化。棘上韧带止于第 3 腰椎棘突者占 22%,止于第 4 腰椎棘突者占 73%,止于第 5 腰椎棘突者占 5%。棘上韧带由腰背筋膜、背阔肌、多裂肌的延伸(腱膜)部分组成。有研究发现,刺激棘上韧带可以引起多裂肌收缩,使 1~3 个腰椎节段紧张性增高,稳定性增强,所以认为引起棘上韧带损害的负荷也可引起多裂肌的强力收缩。治疗棘上韧带急、慢性损伤时,也可利用背阔肌、多裂肌的动推疗法实现。由于棘间韧带向前与黄韧带,向后与棘上韧带相移行,故也可通过类似的方法缓解棘间韧带劳损、黄韧带肥厚。而治疗前纵韧带、后纵韧带及黄韧带劳损可以通过与椎间盘连在一起的肌肉(如腰大肌等肌群)的动推疗法来缓解。

二、椎间盘

腰椎骨关节炎、腰椎间盘突出症等退变性疾病的发生和发展过程是一个腰椎稳定性逐渐丧失的过程,动推疗法主要通过调整这些影响稳定性的肌肉、韧带或椎间盘来重建新的平衡。长时间的重负荷、姿势不当、长期卧床等诱因,都可以引起腰椎椎旁肌萎缩或挛缩和功能紊乱,进而导致腰椎稳定性下降。在早期,骨关节、椎间盘、韧带和肌肉通过彼此之间的相互代偿,特别是前、后、左、右的肌群,一部分受影响其他部分可以代偿,使腰椎稳定性得以保持。早期可以没有症状,逐渐失代偿后临床上表现为腰部酸痛,或仅在长时间弯腰或久坐后明显,脊柱活动轻度受限。随着病情进一步发展,肌群相互协调能力进一步减退,加速椎间盘退变、韧带肥厚或骨化和小关节突增生,进而出现腰椎滑脱、椎间盘突出、椎管狭窄等情况,表现为长期慢性腰部酸痛、下肢疼痛麻木、间歇性跛行等症状。故动推疗法在这些疾病早期主要调整单个肌群的短缩或力量减退,逐渐需要注重调整肌群相互间的协调统一,随后需要注重与韧带、椎间盘有关的肌群调整,到退变严重影响腰椎曲度时,则要尽可能恢复腰椎及整个脊柱的曲度。

三、腰椎曲度

动推疗法应用于腰部时,要根据正常的脊柱曲度来尽可能恢复腰椎的轻微前曲。人体脊柱从侧面看呈 S 形,有颈、胸、腰、骶四个生理性弯曲,颈和腰曲微凸向前,胸和骶曲微凸向后。长期姿势不正和某些疾病,如胸腰结合部压缩性骨折、强直性脊柱炎等,可使脊柱形成异常弯曲,如驼背。新生儿的脊柱只有两个弯曲,胸椎后凸和骶骨后凸。婴儿生后 3 个月抬头向前看时形成了永久性向前凸的颈曲,前凸的腰曲在生后的 18 个月学习走路时出现。故人类 4 个生理性弯曲有两个是继发性前凸。站立位时,重力线应通过脊柱每个弯曲的交接处,在腰椎通过第 4 腰椎椎体中心的腹侧,然后向下在髋关节稍后方、膝踝关节稍前方而达地面。脊柱的弯曲可减少振荡,但却使支撑力减少,故在弯曲交界处容易有急性损伤及慢性劳损,如颈 7 至胸 1,胸 12 至腰 1,腰 4 至骶 1,特别是腰骶部是慢性腰痛的易发病处。恢复腰椎前曲的动推疗法患者一般取坐位,先找到引起曲度变直或后凸的腰椎棘突,然后治疗师坐于患者后方以脚尖顶于患椎上,嘱患者后伸腰背,同时治疗师用力前压,以患者酸胀感减轻为度。

操作时注意治疗师的体位舒适,保护自身腰椎的安全。有腰椎滑脱时腰椎前曲常加大,此时从后方按压容易加重滑脱及前曲,按压部位需要特别慎重。

动推疗法除了注重恢复腰椎轻微的前曲,还要注意纠正侧弯。正常人的脊柱从后面看应该是一条直线,并且躯干两侧对称。如果有双肩不等高、骨盆不对称或后背左右不平,就应考虑存在脊柱侧凸,或称脊柱侧弯。此时应拍摄站立位的全脊柱 X 线片,正位 X 线片显示有大于 10° 的脊柱侧方弯曲,诊断即可成立。轻度的脊柱侧凸通常没有明显的不适,但脊柱侧弯可以伴随高低肩,或者骨盆不对称,以及长短腿,侧弯局部畸形明显,身高减少,胸腔和腹腔容积减少,严重的甚至造成神经功能、呼吸功能、消化功能的损害等。严重的脊柱侧弯多见于青少年特发性脊柱侧凸,而临床常见的脊柱侧弯多是由于椎间盘退变或一侧肌肉痉挛等急慢性骨、关节、软组织损伤造成的。恢复腰椎侧弯的动推疗法,患者一般取坐位,先找到引起侧弯的腰椎棘突或横突,然后治疗师坐于患者侧方以脚尖顶于患椎上,嘱患者向患侧弯腰,同时治疗师用力前压,以患者酸胀感减轻为度。

第三节　腰椎功能性活动下动推疗法应用

腰椎在不同姿势下,如卧位、站立位、坐位、行走、上下楼、蹲下时,其骨、关节、软组织的受力均有所不同,需要在不同的体位下实施动推疗法,以增强生活适应能力。

具体实施腰椎功能性活动下动推疗法时,需要结合患者的病情、身体状况以及需求来综合考虑。严重的患者需要根据患者当时的体位及严重程度来合理运用动推疗法，循序渐进，方能逐渐恢复家务、工作活动乃至竞技性体育活动。如卧位、坐位无功能障碍后，要进一步提高腰部稳定性及功能活动，需要在行走或上下楼梯甚至跑动中按压痛点，以实施动推治疗。对于活动力明显减弱的老年人，没有较高的功能需求，步行或上下楼中腰部舒适可能就是患者最大的愿望，不需要强行在蹲下或跑动中开展动推疗法。

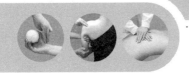

第十四章
膝关节动推疗法应用

膝关节动推疗法首先要评估腰髋关节及足踝关节对于膝部有无影响,如果症状是这些部位引起则不需要治疗膝部,如果有这些关节的影响则需要同时治疗上述部位。如膝后外侧的疼痛常常是腰椎间盘突出症/坐骨神经痛/腰椎管狭窄引起的,故动推疗法治疗的部位应该是腰髋部位。而膝痛经久不愈必然也会影响腰髋、足底平衡,治疗膝部的同时需要调整腰髋、足踝关节的相互关系。当然,膝关节在腰髋、膝、足、踝整个闭链中属于最不稳定的部分,最易出现损伤或劳损。

第一节　膝关节动力性稳定
结构动推疗法应用

膝关节动推疗法首先是调整动力性稳定结构,即膝部肌群。膝关节伸直由股四头肌和髌腱构成的伸膝装置执行,而参与屈膝的是股二头肌、半腱肌、半膜肌、腓肠肌、腘肌等。另外,膝关节在完全伸直前后有轻微的内外旋发生。股二头肌有使胫骨外旋作用,而腘肌、半腱肌、半膜肌、缝匠肌发挥内旋作用。

　　临床上单纯膝部肌群损伤较少,车祸、垮塌时导致大腿或小腿挤压伤可见到大面积股四头肌或小腿三头肌撕裂伤,此时动推疗法宜慎重,待肿胀渗出明显减退后尽量轻柔、循序渐进地进行动推疗法,如次日出现疼痛或肿胀反复,需延后进行动推疗法。比较多见的急性病症有长期活动较少、突然运动后的股四头肌肌紧张,慢性病症多伴发于膝关节骨关节炎、半月板损伤等疾病中,如伸膝装置短缩、髌上滑囊炎、髌下滑囊炎、鹅足滑囊炎以及腘肌慢性劳损。

　　股四头肌分为股直肌、股内侧肌、股中间肌、股外侧肌四部分,起点各不相同,向远端经过髌骨汇合于髌韧带,止于胫骨粗隆,其4部分虽然都有伸小腿功能,但是其间略有差异,动推疗法时需要据此在不同的伸屈小腿中进行各部分肌群的治疗。如股直肌有屈髋伸小腿功能,要牵伸股直肌需要在后伸髋关节同时屈膝的姿势下进行,按揉等手法也应在大腿前部上 1/3 或髂前上棘处施力(图 14-1)。急性肌紧张或痉挛动推疗法中的运动治疗以被动牵伸为主,如果配合主动抗阻力运动时,按摩手法以缓慢、轻柔为宜,避免强刺

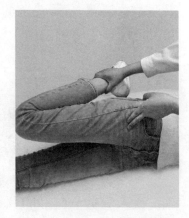

图 14-1　股直肌动推疗法

激加重肌纤维的短缩状态。股四头肌收缩时其4部分肌纤维之间的力学平衡是保持运动中髌股对合的动力性稳定结构,其中股内侧肌与股外侧肌的同步性收缩是其中关键,髌股关节炎、髌骨软化等涉及伸膝装置的慢性疾病都需要针对股四头肌进行动推疗法。股四头肌的内侧头最发达,附着于髌骨内缘的1/3~1/2,其收缩时产生的力线与下肢的机械轴构成了朝向内上方50°~60°的角,有对抗髌骨外移的作用。股外侧肌起于股骨粗线外侧唇,有副头止于髌骨外侧缘中、上1/3,有对抗髌骨向内侧滑移的作用。因而,股内、外侧肌的起点异常或肌肉收缩失去协调性可以导致运动中髌骨轨迹的异常,久而久之,会导致髌骨内移或外移,既加快了髌股间磨损,又易发生膝内、外翻畸形,故动推疗法需要结合膝关节X线正位平片判断,早期防治这些变化。

　　腘肌是膝关节后方稳定膝关节的重要动力性装置,也是膝关节完全伸直位转为屈曲位由锁扣转为"解锁"的关键。膝关节在最后20°~30°伸直位时,由于骨性结构不稳定,需要轻微外旋以"锁扣"形式将股骨、胫骨相对固定在一起,而由伸直到微屈的启动阶段,腘肌、半腱肌、半膜肌、缝匠肌都能发挥内旋的作用以"解锁",其中腘肌由外向内几乎水平的力线发挥内旋作用最明显。正因如此,腘肌紧张、劳损在膝关节临床较多见,轻微时症状常不明显,仅在下楼梯或下坡时有不能屈膝现象,严重时可直接表现为平路膝关节疼痛不能屈膝。它起于股骨外侧髁外缘,止于胫骨内侧比目鱼肌线的内上方三角区域,主要功能为屈膝内旋小腿作用,也有辅助维持膝关节内、外侧稳定的作用。动推疗法时如果以主动抗阻力运动配合手法按摩,需要在膝关节由伸直到微屈时的姿势下进行,抗阻力屈膝同时抗小腿内旋,操作者两手操作有困难时可请助手协助(图 14-2)。反之,被动牵伸的动推疗法需要在伸直位进行,同时大腿内旋、小腿外旋牵伸。

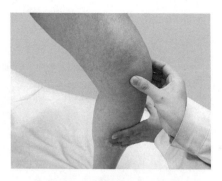

图 14-2　腘肌动推疗法

鹅足滑囊炎又称胫骨内髁炎,多数以慢性膝关节内侧疼痛单独或与膝关节骨关节炎同时表现出来。鹅足滑囊位于缝匠肌、股薄肌及半腱肌的联合腱止点与胫骨内侧副韧带之间,由于三个肌腱有致密的纤维膜相连,形同鹅足而得名。止于腱板的三个肌腱来自不同的方向,功能各异,容易出现慢性劳损发生滑囊炎,动推疗法时分别在缝匠肌、股薄肌及半腱肌的肌腹中找到条索感进行手法按摩,同时结合它们的功能差异进行运动。痛点按揉常不容易取得疗效,需要结合半导体激光或超短波等物理因子疗法促进痛点肿胀吸收。

第二节　膝关节静力性稳定装置动推疗法应用

膝关节的内外侧副韧带、内外侧半月板、关节囊及其韧带、前后交叉韧带在运动与负重中均起重要的稳定作用,由于膝关节骨性结构先天不太稳定,这些软组织的损伤在临床中比较常见,是动推疗法经常处理的病症。相比于膝关节周

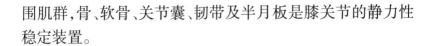

围肌群,骨、软骨、关节囊、韧带及半月板是膝关节的静力性稳定装置。

一、膝关节周围韧带

膝关节囊薄而松弛,附着于各骨关节软骨的周缘,其内、外、前、后有韧带加固,多是各个方向相应的肌腱的延续。前方是髌韧带,是股四头肌肌腱的延续,从髌骨下端延伸至胫骨粗隆;后方有腘斜韧带,是半膜肌的腱纤维部分编入关节囊所形成的;内侧有胫侧副韧带,起自内收肌结节,向下放散编织入关节囊;外侧为腓侧副韧带,独立于关节囊外的圆形纤维束,起自股骨外上髁,止于腓骨小头。临床上胫、腓侧副韧带容易急性损伤,髌韧带多见慢性滑囊炎。动推疗法进行时首先需要根据这些韧带的作用实施,如轻度胫侧副韧带损伤可以进行轻微膝关节外翻位牵伸同时行轻柔的手法按摩。更多的操作是结合这些韧带的结构特点,对相应的肌肉进行动推疗法,如胫侧副韧带损伤,对股内收肌实施动推疗法,分别进行被动牵伸及主动收缩下手法按摩,按摩时可以是股内收肌或韧带上的阿是穴。还有胫侧副韧带在膝关节伸直时其浅层紧张,屈曲时浅层前部紧张、后部松弛,动推疗法需要在其紧张时实施。腓侧副韧带和腘肌腱、髂胫束、股二头肌腱等一起发挥稳定膝外侧的功能,损伤后可以对这些起协同作用的肌肉进行动推疗法来加强代偿能力,从而促进韧带修复。膝关节置换术中一般剔除关节中间的交叉韧带,导致术后膝关节运动中胫侧、腓侧副韧带的负荷增大,故恢复或加强它们的健康是膝关节置换术后康复的关键之一。

在髌韧带的两侧还有髌内、外侧支持带,是股内侧肌和股外侧肌腱膜的下延,亦与膝关节囊相编织。髌骨的内、外侧支持带是维持髌骨排列的静力性平衡机制。髌骨内侧支持带主要为 3 个部分,包括内侧髌股韧带、内侧髌骨半月板韧带、内侧髌胫韧带。其中内侧髌股韧带起自内收肌结节,向前止于髌骨内缘的中、上 2/3,与股内侧肌腱、股中间肌腱有编织,是内侧支持带中最重要的静力性稳定因素,它提供了内侧支持带总张力的 53%~60%。内侧髌胫韧带附着于髌骨中、下 1/2,向下内止于胫骨上内侧面,与鹅足腱有编织。髌骨外侧支持带深层也分为横韧带、外侧髌胫韧带和上髁髌韧带 3 部分,其中横韧带最厚实,是限制髌骨内移的主要静力性结构,起自髌骨外侧缘,向后止于髂胫束深层。过度紧张则可以造成外侧髌股压力增高症。急性髌骨脱位多伴有一侧支持带撕裂,慢性损伤则一侧支持带紧缩、另一侧松弛,动推疗法需要根据这些病理及结构特点进行运动治疗,同时对阿是穴手法刺激。

在膝关节中央,还有两条独立的韧带呈铰链状连系于胫骨髁间隆起股骨内、外侧髁之间,即前交叉韧带和后交叉韧带。前交叉韧带在负重时防止胫骨前移、股骨后移,伸直时稳定膝关节,防止过伸。它和腿部肌肉尤其是腘绳肌一起作用,稳定膝关节。在膝完全伸直时,它的后外侧部分最紧张,屈曲时后侧松弛而前内侧部分纤维紧张。后交叉韧带防止膝关节屈曲时胫骨后移、股骨前移的过屈,主要在屈曲时紧张。临床中前交叉韧带损伤较多见,常与胫侧副韧带或半月板损伤同时发生。动推疗法运用时主要调整周围的肌肉和韧带组织。

二、半月板

由于股骨内、外侧髁的关节面呈球面凸隆,而胫骨髁的关节窝较平,导致胫股关节骨性结构极不稳定,纤维软骨构成的半月板起填充作用帮助关节结构稳定。关节面内、外侧各有一块关节盘称内、外侧半月板,半月板外缘肥厚、中心锐薄,两者前缘以膝横韧带相连。内侧半月板较大呈"C"形;外侧半月板较小,近似"O"形。半月板有稳定膝关节、吸收震荡、分散重量的作用。半月板,特别是内侧半月板的稳定作用,在屈膝90°时最明显。由于内侧半月板与半膜肌相连、外侧半月板与腘肌相连,故半月板在屈膝时向后移。正常膝关节半月板能承担70%的载荷,且应力能分散到胫骨平台上。如切除半月板,会造成应力集中,易导致关节退变。动推疗法处理内侧半月板损伤除调整内侧副韧带以外,主要通过屈曲膝关节来刺激半膜肌肌腱或肌腹。外侧半月板损伤则主要在微屈位刺激腘肌肌腱与肌腹。慢性损伤往往波及髌股关节、内外侧副韧带,这些结构亦需要一并处理。

三、骨、关节与软骨

膝关节骨性结构由股骨内、外侧髁和胫骨内、外侧髁以及髌骨构成,为人体最大且构造最复杂的关节。股骨下端、胫骨上端及髌骨三者间构成膝关节,髌骨与股骨的滑车关节面相关节形成髌股关节,股骨的内、外侧髁分别与胫骨的内、外侧髁相对形成胫股关节。髌股关节中,髌骨能增加股四头肌力臂长度而增大伸膝力量。髌骨切除后,髌韧带力臂缩短,股四头肌需增加 30% 左右的力量才能达到正常水平。故动推疗法运动治疗时需要加强股四头肌抗阻力运动,也需要经常进行被动牵伸股四头肌来保持较长的力臂。

髌骨关节软骨是人体中最厚的软骨,最大厚度可达 7mm。髌股关节软骨厚度内、外侧不是均匀一致的。软骨最厚的部分位于骨嵴处者在人群中占 15%,位于髌骨的外侧关节面者占 60%,分布于内侧者约占 20%。从先天结构上看,关节面软骨厚度不均匀的特点是为了增加髌股关节面对合,但发生髌股关节炎或髌骨软化时,软骨的退变导致髌股关节对合不一、膝关节内外侧周围力线发生改变,或者韧带、半月板等软组织损伤后力线的改变导致髌股关节对合异常,这些都需要在动推疗法时予以尽量矫正。

髌骨松动技术正是据此试图增加髌股关节的磨合及改善周围软组织的力线,动推疗法针对这些病症时的运动治疗较多使用松动技术。Q 角是股四头肌力线和髌韧带力线的夹角,即从髂前上嵴到髌骨中点的连线为股四头肌力线,髌骨中点至胫骨结节最高点的连线为髌韧带力线,两线所形成的夹角为 Q 角,中国人正常 Q 角为 11°~18°。另外,Q 角随屈膝角度不同其角度略有变化。Q 角改变是动推疗法实施时重要的参考依据,不过,髌骨稳定性的影响因素很多,包括伸膝装置、内外侧支持带、肌力、锁扣机制、股胫角、髌骨位置、髁间槽发育程度、外力等,因此,良好的髌骨周围结构及其力学平衡,对维持髌骨的动态、静态稳定具有重要作用,动推疗法用于髌股关节炎或髌骨软化时都要予以考虑。正常情况下,从骨性结构上来看,股骨和胫骨之间存在 5°~10° 的股胫角,胫股关节间软骨退变、骨质增生关节间隙改变时,股胫角可以发生改变,如果试图通过动推疗法予以矫正,需要对内外侧动态、静态稳定结构进行处理。

第三节 膝关节功能活动下动推疗法应用

膝关节在不同屈伸姿势下,以及在平卧伸直位、站立位、行走、上下楼、蹲下时,其骨、关节、软组织的受力均有所不同,需要在不同的体位下实施动推疗法,以增强生活适应性能力。如平地行走时,髌股关节面之间的应力约为体重的一半,而上、下楼时可达体重 3.3 倍,故膝关节骨关节炎患者较轻时只有在上下楼时才能感觉到膝周酸痛不适,动推疗法也因此需要在上台阶、下台阶的姿势下去调整膝关节周围骨、关节、软组织的平衡(图 14-3)。

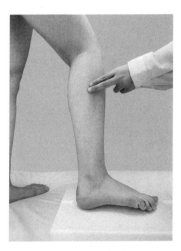

图 14-3 上台阶时动推疗法

在膝关节的屈伸中,髌股关节面之间的接触区域存在着动态的变化。在膝关节完全伸直时,髌股关节面之间无接触。其接触自屈膝 15° 时开始,首先是外侧关节面接触,然后才是内侧关节面,通常屈膝在 30° 以内时髌股关节最不稳定,因为此时髌骨尚未进入股骨髁间沟(槽)内,此时受到外力 / 扭转 / 高位髌骨 / 股骨髁发育不良因素的影响,容易造成髌骨脱位或半脱位。当屈膝超过 30° 后,髌骨进入股骨髁间沟(槽)内后相对稳定。在膝关节屈曲过程中,髌骨关节面的接触区域自远端向近端移动;90°时接触面主要集中在髌骨关节面的上极;超过90°,接触面又回到了髌骨关节面的中部,分居两侧。对于屈膝超过120°的髌股关节面的接触区域,尚有争论。有人认为达135°时,髌骨关节面为相互分离的内外侧区域与相对应的股骨内外侧滑车相接触。而Grelasmer等和Kwak等认为,在膝屈曲超过120°时,仅剩内侧的小关节面与股骨内侧髁保持接触。可见,动推疗法在进行髌周松动、髌股关节磨合治疗时,髌骨下极、外侧关节面在屈曲早期影响更大、需要更多关注,在行走时对其实施动推疗法较多。站立或微屈位髌股接触较少,引起症状可能更多的与周围软组织有关,特别是防止髌骨移位的维持髌骨稳定性的动力性、静力性结构,动推疗法需要对这些结构进行处理。而屈曲较大,如上、下楼时,髌骨上极、内侧关节面应力增大,此时动推疗法相应的多处理与之相关的力学结构。另外,屈膝达80°以上时,出现了股四头肌腱与股骨髁滑车的接触,即"腱股接触",并且随着屈膝角度的增加,腱股接触区域也加大。深蹲和爬山,由于"腱股接触"的参与,有效地增大了接触面积,分担了髌股关节的接触压力,关节面的压强变化并不比走路时明显增大,故膝关节骨关节炎早期也可考虑这些体位下的动推疗法治疗。

具体实施膝关节功能性活动下动推疗法时,需要结合患者的病情、身体状况以及需求来综合考虑。严重的患者需要根据患者当时的体位及严重程度来合理运用动推疗法,循序渐进,方能逐渐恢复家务、工作活动乃至竞技性体育活动。

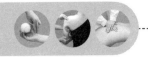

参考文献

1. 孙戴,林德快,蔡涵,等.推拿结合悬吊运动训练对慢性非特异性腰痛的临床疗效观察.颈腰痛杂志,2014,35(2):134-136.

2. 黄雷.核心稳定肌训练联合郑氏手法推拿治疗中国女子曲棍球运动员腰痛的疗效观察.中医正骨,2014,26(9):15-18.

3. 梁宇,卢铁元,马景泉.手法按摩结合运动推疗法指导治疗腰椎间盘突出症的疗效观察.颈腰痛杂志,2014,35(1):69-70.

4. 范振林,姜慧强,汪伟.推拿联合运动推疗法治疗老年性膝骨关节炎60例.中国老年学杂志,2012,32(1):395-396.

5. 陈香仙,朱国萍.肱骨外上髁炎的推拿与抗阻运动康复研究.北京体育大学学报,2011,34(6):71-74.

6. 彭程,王燕飞.推拿配合运动推疗法治疗粘连期肩关节周围炎的临床研究.中华中医药学刊,2012,30(12):2778-2781.

7. 杨盛宇,朱清广,房敏,等.推拿手法结合运动推疗法治疗颈椎病经筋力学机制研究.四川中医,2014,27(6):148-150.

8. 胡国宝,周访华,周沛华.中医推拿配合运动推疗法治疗膝关节骨性关节炎疗效观察.浙江中西医结合杂志,2014(24):514-515.

9. 梁鲁波,张新斐.运动推疗法结合推拿对颈椎病功能改善的临床观察.深圳中西医结合杂志,2013(23):248-250.

10. 张春文.肌肉运动协调性训练与推拿治疗腰椎退行性骨关节病的疗效观察.中国医药指南,2013(11):451-452.

11. 洪永锋,徐军,阚秀丽,吴建贤,赵敬璞,冯小军.局部封闭结合运动及推拿对肩周炎的短期疗效研究.中国康复医学杂志,2012(27):1147-1149.

12. 张建坡,朱鸿飞,褚立希.理筋手法结合运动推疗法早期介入对腰椎间盘突出症患者术后疗效的影响.中国康复理论与实践,

2012(18):382-385.

13. 潘化平,冯慧,曹月龙,金宏柱.手法治疗结合运动推疗法治疗膝骨性关节炎进展.中华中医药杂志,2011(26):2934-2937.

14. 刘海潮,蒋惠瑜.推拿加 AKA 关节松动术结合运动推疗法治疗退行性膝关节病 38 例临床研究.新中医,2010(42):48-49.

15. 张玮,熊晓孝,岳天祥,易燕.颈部肌肉牵张运动加手法复位治疗落枕 92 例临床观察.江苏中医药,2008(40):86.

16. 王斌,吴建贤,王静.主动运动与推拿治疗非特异性下腰痛:临床随机对照.中国临床康复,2005(10):1-3.

17. 王庆来.卧位运动推拿治疗肩周炎.按摩与导引,2003(19):19-20.

18. Kamali F, Panahi F, Ebrahimi S, Abbasi L. Comparison between massage and routine physical therapy in women with sub acute and chronic nonspecific low back pain. J Back MusculoskeletRehabil, 2014, 27(4):475-480.

19. Imtiyaz S, Veqar Z, ShareefMY.To Compare the Effect of Vibration Therapy and Massage in Prevention of Delayed Onset Muscle Soreness (DOMS).J ClinDiagn Res, 2014 Jan, 8(1):133-136.

20. Andersen LL, Jay K, Andersen CH, Jakobsen MD, Sundstrup E, Topp R, BehmDG.Acute effects of massage or active exercise in relieving muscle soreness:randomized controlled trial.J Strength Cond Res, 2013 Dec, 27(12):3352-3359.

21. Chambers H.Physiotherapy and lumbar facet joint injections as a combination treatment for chronic low back pain. A narrative review of lumbar facet joint injections,lumbar spinal mobilizations,soft tissue massage and lower back mobility exercises.Musculoskeletal Care, 2013 Jun, 11(2):106-120.

22. Little P, Lewith G, Webley F, Evans M, Beattie A, Middleton K, Barnett J, Ballard K, Oxford F, Smith P, Yardley L, Hollinghurst S, Sharp D. Randomised controlled trial of Alexander technique lessons,

exercise,and massage(ATEAM)for chronic and recurrent back pain. Br J Sports Med,2008 Dec,42(12):965-968.

23. Searle A,Spink M,Ho A,et al.Exercise interventions for the treatment of chronic low back pain:A systematic review and meta-analysis of randomised controlled trials.ClinRehabil,2015 Feb 13. pii: 0269215515570379.

24. O'Riordan C,Clifford A,Van De Ven P,et al.Chronic neck pain and exercise interventions:frequency,intensity,time,and type principle. ArchPhys Med Rehabil,2014 Apr,95(4):770-783.

25. Wang SY,Olson-Kellogg B,Shamliyan TA,et al.Physical therapy interventions for knee pain secondary to osteoarthritis:a systematic review.Ann Intern Med,2012 Nov 6,157(9):632-644.

26. Cortés Godoy V,GallegoIzquierdo T,LázaroNavas I,et al. Effectiveness of massage therapy as co-adjuvant treatment to exercise in osteoarthritis of the knee:a randomized control trial.J Back MusculoskeletRehabil,2014,27(4):521-529.

27. van den Dolder PA,Ferreira PH,RefshaugeKM.Effectiveness of soft tissue massage and exercise for the treatment of non-specific shoulder pain:a systematic review with meta-analysis.Br J Sports Med,2014 Aug,48(16):1216-1226.

28. Lauche R,Materdey S,Cramer H,et al.Effectiveness of home-based cupping massage compared to progressive muscle relaxation in patients with chronic neck pain--a randomized controlled trial.PLoS One,2013 Jun 7,8(6):e65378.

29. Lin JH,Chiu TT,Hu J.Chinese manipulation for mechanical neck pain:a systematic review.ClinRehabil,2012 Nov,26(11):963-973.

30. Kumar S,Beaton K,Hughes T.The effectiveness of massage therapy for the treatment of nonspecific low back pain:a systematic review of systematic reviews.Int J Gen Med,2013 Sep 4,6:733-741.

31. Brosseau L,Wells GA,Poitras S,et al.Ottawa Panel evidence-based

clinical practice guidelines on therapeutic massage for low back pain. JBodywMovTher, 2012 Oct, 16 (4): 424-455.

32. Brosseau L, Wells GA, Poitras S, Tugwell P, et al. Ottawa Panel evidence-based clinical practice guidelines on therapeutic massage for neckpain. JBodywMovTher, 2012 Jul, 16 (3): 300-325.

33. 黎发根, 瓮长水, 王娜, 等. 基于中医整体观的膝关节损伤防治新策略. 按摩与康复医学, 2015, 6 (12): 6-8.

34. Paterno MV, Schmitt LC, Ford KR, et al. Biomechanical measures during landing and postural stability predict second anterior cruciate ligament injury after anterior cruciate ligament reconstruction and return to sport [J]. Am J Sports Med, 2010, 38 (10): 1968-1978.

35. 肖燕, 颜学桔. 旷惠桃教授论治风湿病整体观赏析. 世界中医药, 2012, 7 (4): 322-324.

36. 王宁, 雷龙鸣. 中医整体观念对推拿临床的指导意义及其应用举隅. 医学与哲学 (临床决策论坛版), 2007, 28 (3): 76-77.

37. 郭翔. 推拿学. 第3版. 北京: 人民卫生出版社, 2014: 27-36.

38. 章稼, 王晓臣. 运动治疗技术. 第2版. 北京: 人民卫生出版社, 2014: 46-115.

58检